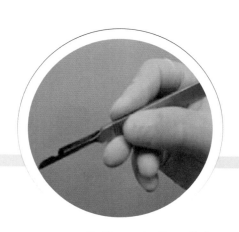

外科学
临床实训

主　编　黄建平

副主编　张静喆　刘颖斌

上海科学技术出版社

图书在版编目（CIP）数据

外科学临床实训/黄建平主编.—上海：上海科
学技术出版社，2015.11
ISBN 978-7-5478-2813-7

I.①外… Ⅱ.①黄… Ⅲ.①外科学－医学院校－教
材 Ⅳ.①R6

中国版本图书馆CIP数据核字（2015）第229295号

外科学临床实训

主编　黄建平

上海世纪出版股份有限公司
上海 科 学 技 术 出 版 社　出版
（上海钦州南路71号　邮政编码200235）
上海世纪出版股份有限公司发行中心发行
200001　上海福建中路193号　www.ewen.co
上海中华印刷有限公司印刷
开本　787×1092　1/16　印张　7.5
字数　120千字
2015年11月第1版　2015年11月第1次印刷
ISBN 978-7-5478-2813-7/R·992
定价：35.00元

编委会名单

主　编　黄建平

副主编　张静喆　刘颖斌

编　委（以姓氏笔画为序）

王　剑　　王卓颖　　孔宪诚　　付国强　　冯　煜

刘　岗　　刘颖斌　　汤雪峰　　孙燕翔　　李财宝

邱明科　　冷　静　　沙　粒　　张　浩　　张静喆

张熹伟　　陈彤宇　　欧敬民　　赵　聪　　钮宏文

饶文龙　　费智敏　　徐建俊　　黄建平　　曹　炀

阎　良　　葛　文　　蒋　健　　谢晓峰

前　言

外科学是一门理论与实践密切结合的学科，是一名医生成长过程中的必修课程。这些年，我除了从事临床工作外，还负责外科教学的工作，所以对医学生和成长中的住院医师的需求颇为了解。大部分医学生进入临床工作之前，理论方面已经基本过关了，而进入实践工作后发现原来在学校学习的知识不能很好地运用于临床，在接诊患者时往往束手无策。很多有志成为外科医生的医学生希望能有一本浅显易懂的参考书，帮助他们尽快从一名医学生向合格的医生转型，这就要求该书能理论与实践相结合，图文并茂，贴近临床，便于随时查阅，易于掌握。

因此，我和我的同事们查阅了很多教材，大多是各领域的专著，也发现了为数不多的类似书籍，但内容与现有的医学发展情况相差甚远。为满足当今广大医学生的需求，我们认为有必要编写一部这样的教材，必须是针对转型的医学生或者年轻的医师。范围要尽量涵盖大外科的各二级专科，病种又要是常见病、多发病，内容浅显易懂，又要体现当今医学发展的新技术、新方法。因此，一本新的《外科学临床实训》教材应运而生。

黄建平

2015 年 8 月

编写说明

《外科学临床实训》是由上海三家高等医学院校的多名长期从事临床和教学的资深外科医师集体编写而成，供五年制和七年制医学生临床外科实习使用。

外科学的理论知识占临床实习的一个部分，另一个重要的组成部分是临床操作和手术治疗。对于那些把外科作为将来事业的医学生和住院医生来说，普通教材的内容难以满足其对知识的需求。

本教材的内容包括外科基本操作、普外科、脑外科、胸外科、血管外科等的一些手术及基本操作，由大量精美的照片和图片组成，追求的是最真实直观的手术和操作过程。拍摄的手术均是由拥有几十年经验的教授级外科医师操刀完成，一些手术细节和临床资料非常珍贵，是目前国内外科学方面比较全面的实训教材。本教材在编写时较注重全面性，浅显易懂，不仅可以作为五年制和七年制医学生的实习教材，也可以用于外科医师的参考用书，掌握书中的所有操作后能够帮助住院医师成长为比较成熟的外科医师。

一本好的教材一定是与时俱进的时代产物，外科学经历了这些年的发展，融入了很多先进的理念和器械，本教材中的手术和操作均采用了最主流的技术、最前沿的医学理念，我们培养的是实战型的白衣卫士。

腹腔镜技术的推广是近年来外科学一个不容忽视的进展，本教材的主编黄建平教授是多个微创培训中心的主任，是亚洲腹腔镜协会的终身委员，对保证本教材的质量起到了关键作用。教材的内容主要来源于上海中医药大学附属曙光医院、复旦大学附属肿瘤医院和上海交通大学医学院附属新华医院，作为上海最高层次的三甲医院，这次携手联合，努力编写出一本质量高、可读性强、覆盖面广并有一定收藏价值的精品图书。

《外科学临床实训》编委会

2015 年 8 月

目　录

第一章

手 术 前 准 备

上手术台之前医生必须做好手术前的准备，包括换清洁衣、裤、鞋，戴好口罩、帽子，手臂消毒，穿无菌手术衣，戴无菌手套，手术野消毒铺巾。

一、准备工作

（一）手术穿戴要求

1. **换手术服**　进入手术室后换衣、换裤、换鞋，戴口罩、帽子。

2. **注意事项**　脱卸所有首饰挂件及手表，上衣应束放于裤内，衣袖应挽折超过肘尖上 10 cm，口罩应遮蔽口鼻，帽子应完全遮住头发（图 1-1）。

（二）手臂消毒

1. **洗手**　先以灭菌洗手液依次清洗双手、双腕、前臂、双肘及肘尖上 10 cm 范围；再以流水冲洗，注意双手是最高点，肘部为最低点，水只能从手或上臂向肘部流，不能逆流。

2. **刷手**　取无菌洗手刷，并使用感应或头部/脚踏控制装置释放洗手液至洗手刷。依次按指尖→手→腕→前臂→肘尖上 10 cm→肘部洗刷，分三段交替洗刷，交替部位分别为双手及腕、前臂、肘上及肘；再以流水冲洗（图 1-2）。按如上方式反复刷手冲洗 3 遍。

3. **擦手**　刷手完毕后需时刻注意双手上不过肩、下不过腰，两侧不过腋前线。从洗手护士处取无菌巾，擦净双手，将无菌巾对折成三角形后角尖朝外放置于手背部，另一手持三角巾下垂两角拉紧后自手部向上旋转擦干至肘尖上 6 cm，翻折小毛巾同法擦干另一只手（图 1-3）。

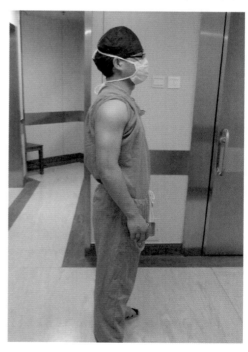

图 1-1　进入手术室后穿戴要求

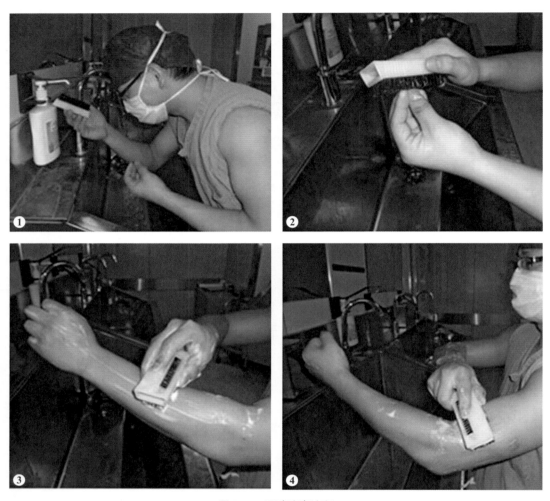

图1-2 手臂消毒流程

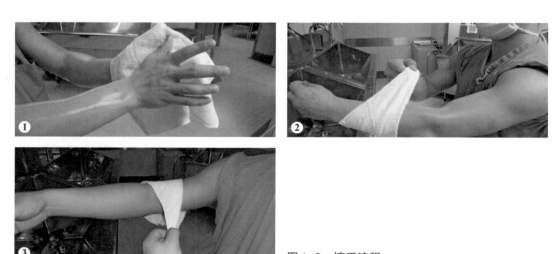

图1-3 擦手流程

注意无菌巾的一面只能擦同一只手臂。

4. 涂手 使用脚踏控制装置释放灭菌液至手掌心,涂抹一只前臂、肘部及肘尖上6 cm,再以同样方式涂抹另一只手,最后再释放灭菌液至手掌心,按七步洗手法均匀涂抹双手(图1-4)。

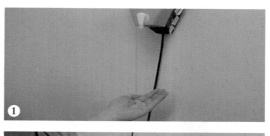
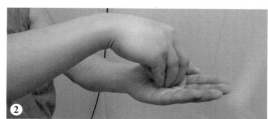
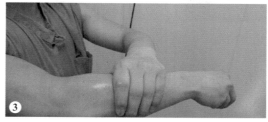

图1-4 涂灭菌液流程

二、穿无菌衣

1. 拿 从无菌台上拿取或由手术护士传递手术衣,转移至空置区域。

2. 提 双手提起手术衣衣领,内侧面朝向自己。

3. 抖 轻轻抖开手术衣,时刻注意双手上不过肩、下不过腰,两侧不过腋前线。

4. 抛 向上略抛起手术衣后顺势双手插入袖筒,由巡回护士协助使双手伸出袖口固定衣领后带。

5. 穿包背式手术衣 操作者戴好无菌手套后自行解开腰带,将腰带长段交由巡回护士使用无菌持物钳夹住,操作者转身一周后自行将两根腰带打结系住,操作示范如图1-5。

6. 穿对开式手术衣 操作者双手戴好无菌手套后双手交叉提起腰带略向后送交由巡回护士于操作者身后系紧。

三、戴无菌手套

1. 选取手套 男性7号或7号半,女性6号半。

2. 操作方法 打开手套包装,取出手套时注意双手只能触碰手套套口向外翻折处,不可接触手套外面。

检查两只手套拇指是否相对,左手捏持手套套口翻折处,右手五指对准手套内五指方

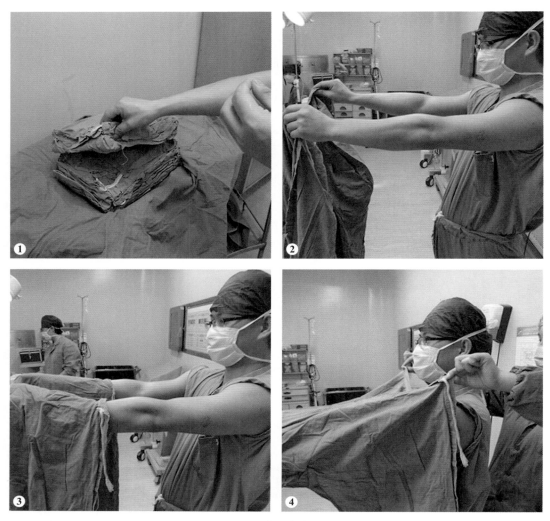

图1-5 穿无菌衣流程

向插入手套戴好,暂不处置右手手套翻折部。

已戴手套右手除拇指外四指插入左手手套翻折面内协助左手插入手套内,注意拇指不可触碰手套内面。

双手互相协助将翻折部翻回手术衣袖口上,注意手套外侧面不得接触手部及手套内侧面。操作示范如图1-6。

四、消毒铺巾

1. 手术区消毒　操作者手臂消毒后先不穿衣戴手套,立于患者右侧,左手持盛有消毒纱球或纱布的药碗,右手持卵圆钳。

以手术切口为中心,自上而下,由里向外,消毒皮肤3遍,消毒范围至少为切口周围15 cm

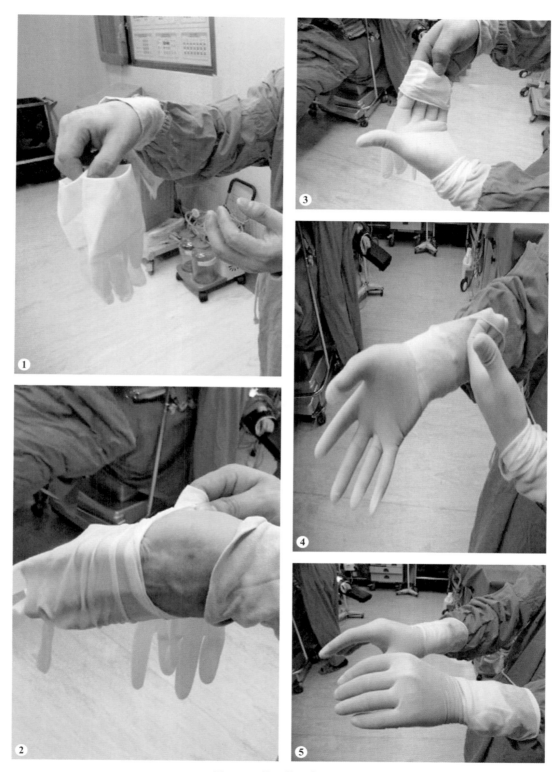

图1-6 戴无菌手套流程

区域（如为污染或感染伤口应由外向内消毒）。

注意点：消毒过程中保持卵圆钳头端低于握持端，每次涂擦间不可留空白区，后一次消毒范围小于前一次范围。

2. 铺巾　操作者立于患者右侧，准备4块无菌巾，每块拿起后对折少许，对折部分靠近切口按顺序（先污染再清洁，最后自己一侧）铺巾，铺巾后注意手术野皮肤暴露范围适中。

使用4把巾钳按顺时针方向分别固定所铺无菌巾夹角处。

（沙粒　饶文龙　冯煜）

第二章
手术基本操作

认识各种手术器械是进行手术基本操作的前提,在进入临床之前,医生都会接受一些简单培训,包括切开止血、缝合打结、剪线,而熟练掌握这些基本操作是成为一名优秀外科医师的基础。

一、手术器械

1. **手术刀** 手术刀由刀片和刀柄组成。刀柄有相应大小型号,可用持针器夹持刀片安装在刀柄上。刀片有圆、尖及大小等形状及各种型号,手术刀主要用于进行切开操作(图2-1)。

2. **手术剪** 一般分为组织剪和线剪,分别有直、弯、长、短不同大小型号。组织剪头部钝圆,用于分离和剪开组织。线剪用于剪线、修剪引流管及敷料(图2-2)。

3. **血管钳** 分大、中、小及蚊式(精细手术用)4种型号,另外根据使用需要还分为直、弯两种。主要用以钳夹血管或出血点,以达到止血的目的,也用于分离组织,牵引缝线,夹住或拔出缝针等(图2-3)。血管钳是手术时使用最多的手术器械之一。

4. **持针器** 头部较血管钳更短粗,内有一纵沟,以便持针。夹针时用尖端合并夹在缝针的中后1/3交界处,用于夹持缝针以缝合各种组织(图2-4)。

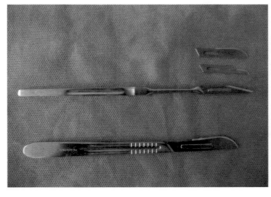

图2-1 手术刀

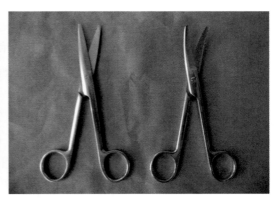

图2-2 手术剪

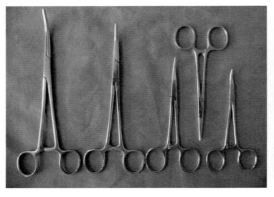

图2-3　血管钳

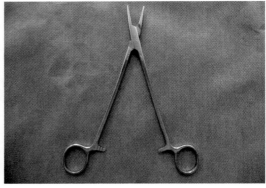

图2-4　持针器

5. 巾钳　前端尖细弯曲,尖端相对,一般用于固定手术野的巾单,偶尔也用于组织牵引(图2-5)。

6. 组织钳　有大、小型号,也被称为Allis钳。咬合部有一排细齿,用于钳夹组织、活瓣和肿瘤包膜,作为牵引,亦可用于钳夹固定布巾等(图2-6)。

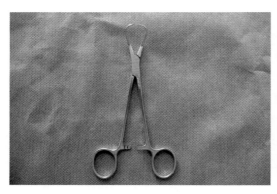

图2-5　巾钳

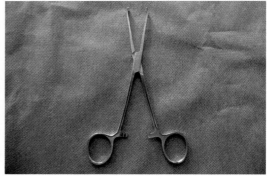

图2-6　组织钳

7. 卵圆钳　前端呈卵圆形,分有齿和无齿两种。有齿的用来钳持敷料用于消毒,无齿的可用来钳夹肠管及脏器(图2-7)。

8. 拉钩　有直角形、S形和方头等多种形状,另根据深、浅、大、小、窄、阔等分为不同型号。用于牵引不同层次组织,以暴露手术视野。可固定于手术台周边的称为自动拉钩,常用于胸、腹切口的固定拉开(图2-8)。

9. 缝针　缝针以针尖形状分为圆针与三角针两类,每种类型又有大、小、粗、细不同规格,以外形还可分为直针与弯针两种,可根据手术需要选用。一般三角针用于缝合表皮组织,圆针用于缝合深部组织或贯穿结扎(图2-9)。

10. 手术镊　根据头部有、无齿分为有齿和无齿两种,另按长、短分为不同型号。一般有齿镊用于浅表组织钳夹,无齿镊用于深部组织夹持,较长的无齿镊一般用于夹持敷料、器械等,故称持物镊(图2-10)。

11. 肠钳　有直、弯两种,前端扁长,富弹性,一般用于胃肠吻合时暂时固定和阻断肠管,夹持时尽量避开系膜血管以免阻断胃肠时引起组织缺血损伤坏死(图2-11)。

12. 吸引头+套管　吸引头主要用于吸除手术野内积血、积液等,其外套管有多个侧孔及进气孔,可避免网膜及肠壁等组织被吸附,堵塞吸引头(图2-12)。

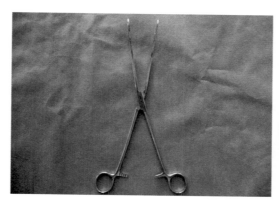

图2-7　卵圆钳

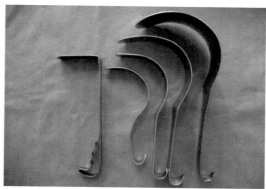

图2-8　拉钩

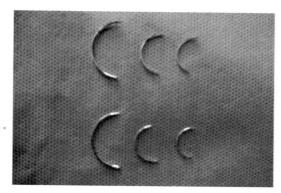

图2-9　缝针

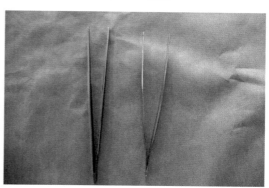

图2-10　手术镊

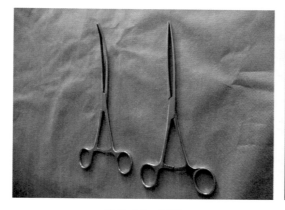

图2-11　肠钳

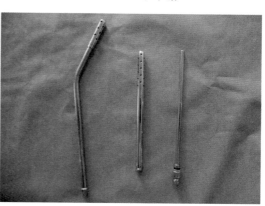

图2-12　吸引头+套管

二、切开和止血

（一）切开

1. **准备工作**　安装刀片（取下刀片）。

2. **执刀方法**　有持弓式、执笔式、抓持式、反挑式4种方法（图2-13）。

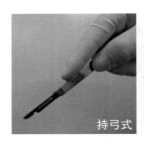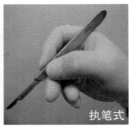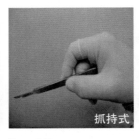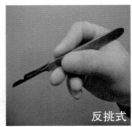

持弓式　　　　　执笔式　　　　　抓持式　　　　　反挑式

图2-13　执刀手法

3. **切开方法**　左手拇指、示指固定切口两侧皮肤，右手垂直进刀→水平走刀→垂直出刀，用力均匀，避免多次切割及斜切。

（二）止血

1. **压迫止血**　是最常用的止血方法，可用一般纱布压迫止血，加压需有足够的时间，一般需5分钟左右再轻轻取出纱布，必要时重复2～3次。当遇到广泛渗血及汹涌的渗血，现有办法用尽仍未奏效的情况下，可采用纱布填塞压迫止血以保生命安全。

2. **结扎止血**　有单纯结扎和缝合结扎两种方法。单纯结扎法经常使用，即先用血管钳夹住出血点，再用结扎线将所需结扎组织完全套住，在收紧第一结时将血管钳逐渐缓慢松开，第一结完全扎紧时再松钳移去，再打第二个和第三个结。缝扎止血是先用血管钳夹住出血点，用缝针贯穿所需结扎组织，再环绕组织打结结扎。对于重要的血管一般采用缝合结扎。

3. **电凝止血**　即用电灼器，如电刀直接电灼出血点，也可先用止血钳夹住出血点，再用电灼器接触止血钳，止血钳应准确地夹住出血点或血管处，夹住的组织越少越好，不可接触其他组织以防烧伤，通电1～2秒即可止血。电凝止血适用于表浅的小出血点止血。

4. **缝合止血法**　分间断缝合止血和"8"字缝合止血，前者常用于浅表止血，后者常用于深部止血。

5. **局部药物或生物制品止血法**　在手术创面进行充分止血后仍有渗血时，可用药物止血法，常用的有立止血、肾上腺素、凝血酶、明胶海绵、止血粉等，另外目前使用的一些医用生物胶作局部喷撒亦有较好的止血作用。

三、缝合、打结、剪线

（一）缝合

缝合方法繁多，如单纯间断缝合，褥式缝合，连续缝合，皮内缝合，"8"字缝合，锁边缝合，内翻、外翻缝合等。以下简要介绍单纯间断缝合、连续缝合。

1. 单纯间断缝合　进针、出针间距 1 cm，针间距 1 cm。

2. 连续缝合　第一针打结后连续进针、出针至关闭所需缝合组织与尾线打结（图 2-15）。

（二）打结

一般外科操作常用方结及外科结，手法上分为徒手和持针器打结法。

1. 徒手打结法　以左手为例，先勾结后套结。

（1）勾结：右手拇指及示指捏住近端线（白线），左手拇指及中指捏住远端线（黑线），将左手示指沿左手黑线前推少许后与右手所持白线形成线环，示指先屈曲再伸展后做出旋前动作将黑线从线环中绕出，转拇指一起捏持黑线并向下拉紧线结形成一个单结。

（2）套结：左手拇指及示指持（黑）线，左手中指及环指置于（黑）线上方后反转手掌面，同时右手拇指及示指持（白）线下压形成"4"字线环。左手中指自线环内上挑黑线后由左手中指及环指夹紧（黑）线后自线环向外退出，左手顺势翻掌再由拇指及示指持（黑）线后向上拉紧线结形成一个单结。勾结+套结两个单结即为方结。

（3）外科结：在左手进行勾结操作的同时，右手进行套结操作，使第一个结两线多绕一圈即为外科结第一个结，完成后再用任意手取相反方向打一个单结即完成外科结（图 2-14）。

2. 持针器打结法

（1）单结1：左手持针线结合部，持针器置于左手（黑）线右侧，左手持自上而下缠绕持针器头部一圈后持针器自圈内伸出夹持尾（白）线后自线环中拉回后向上方拉紧线结形成一个单结。

（2）单结2：左手持针线结合部，持针器置于左手（黑）线左侧，左手持自上而下缠绕持针器头部一圈后持针器自圈内伸出夹持尾（白）线后自线环中拉回后向下方拉紧线结形成一个单结。单结1+单结2两个单结即为方结。

因持针器结扎易滑脱，故常在打第一个结时多缠绕一圈而形成外科结第一个结。缝针及持针器打结演示如图 2-15。

（三）剪线

轻轻拉挺缝合线，剪刀沿缝合线下滑至线结处，斜45°减去多余缝线。腹腔内或皮下结扎线应保留约 2 mm 长线头，皮肤缝线应保留约 5 mm 长线头。

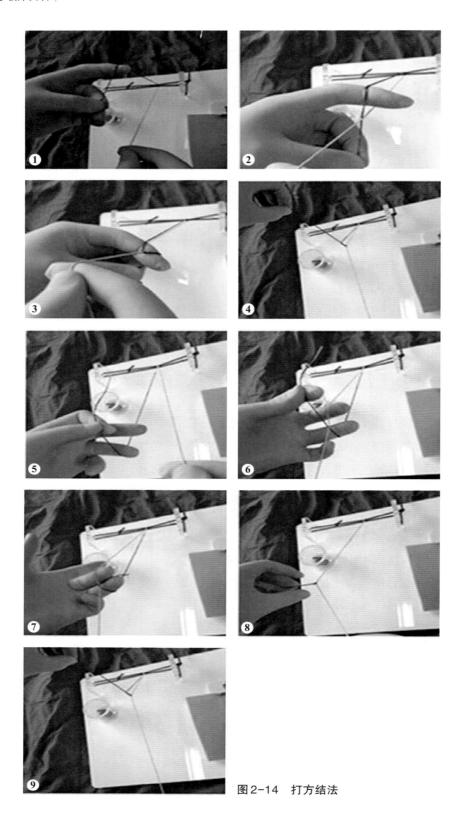

图2-14　打方结法

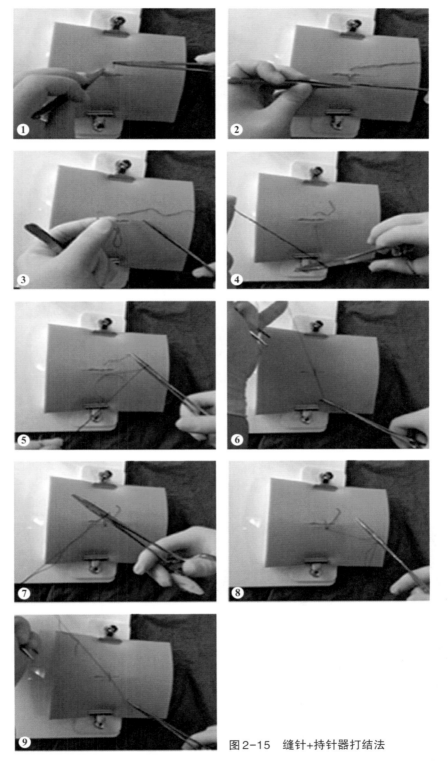

图2-15　缝针+持针器打结法

（沙粒　饶文龙　蒋健）

第三章

临床常规操作

外科临床基本操作包括胃肠减压、留置导尿、胸腔穿刺、深静脉穿刺。在手术前,尤其是大的胃肠道手术必须留置胃管和导尿及深静脉穿刺,故作为一名合格的外科医师必须掌握这3项基本操作。胸腔穿刺术是针对气胸、胸腔积液的应急治疗措施,也是一项必不可少的临床技能。

一、胃肠减压

1. 应用指征　胃肠道手术术前准备、肠梗阻及胰腺炎等急腹症的保守治疗。

2. 准备工作　一次性胃管、手套、负压吸引器、石蜡油、弯盘、治疗碗、灌洗针筒、生理盐水、听诊器、治疗巾、别针、胶布。

3. 操作步骤　如图3-1。

（1）操作者立于患者右侧,核对患者信息后与患者充分沟通,告知配合方法。

（2）患者取卧位,口角旁置弯盘及治疗巾,检查患者鼻腔通畅情况。

（3）检查胃管通畅度后予石蜡油润滑胃管前段40 cm。

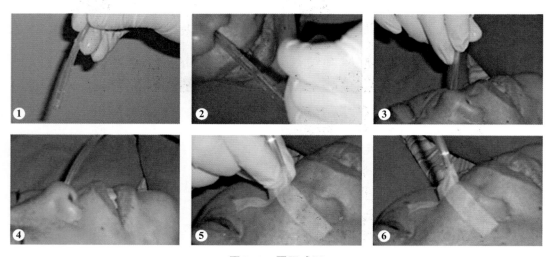

图3-1　胃肠减压

（4）经选定鼻孔置入胃管，置入约15 cm后嘱患者配合吞咽，随患者吞咽逐段置入至胃管45～55 cm刻度。

（5）检查胃管是否盘曲于患者口中，排除后使用灌洗针筒回抽胃液。

（6）注意点：回抽若无胃液，可打入10 ml气体并听诊腹部有无气过水声，以确定胃管置入胃中。或将胃管外口置入生理盐水治疗碗中，观察是否有气泡涌出，以防置入气管。

（7）确定胃管置入胃中后，使用别针胶布固定胃管。

二、导尿术

1. 应用指征　部分手术前准备，尿潴留治疗，膀胱灌注药物。

2. 准备工作　无菌导尿包（治疗碗、一次性尿管、小药杯、消毒棉球、镊子、止血钳、石蜡油、标本瓶、洞巾、纱布、20 ml注射器、生理盐水、清洁手套）。

3. 操作步骤　如图3-2。

（1）操作者立于患者右侧，核对患者信息后与患者充分沟通，患者取卧位，操作者戴好口罩帽子后打开导尿包。

（2）打开导尿包初步消毒包或自行准备换药包行外阴初步消毒，左手戴手套，右手先用镊子夹取消毒棉球自上而下，由外向内消毒外阴，阴囊、阴茎。

（3）然后左手拿取纱布裹住阴茎翻开包皮显露尿道口后自尿道口向后旋转消毒尿道口、龟头和冠状沟。

（4）撤去初步消毒包，脱去手套，打开导尿包主体部分。

（5）双手戴无菌手套后，再次如上消毒外阴后铺无菌洞巾暴露阴茎前段。

（6）检查导尿管及气囊通畅无漏气后润滑导尿管前段20 cm，导尿管后端接集尿袋。

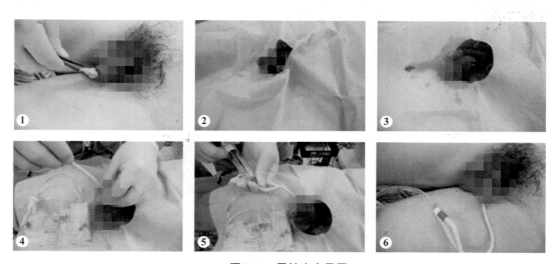

图3-2　男性患者导尿

（7）左手提起阴茎，右手持镊子夹住导尿管自尿道口置入导尿管15～20 cm。

（8）见尿液流出后将导尿管再插入约5～10 cm，向导尿管球囊内注入生理盐水10～20 ml后向外轻拉导尿管至有阻力即可。

三、胸腔穿刺术

1. 准备工作　胸穿包，消毒所需（治疗碗、安尔碘、消毒棉球、镊子），麻醉所需（5 ml注射器1支、1%利多卡因5 ml1支），50 ml注射器（抽胸水用），无菌手套两副（图3-3）。

2. 操作步骤　一般常取的穿刺部位为B超定位胸腔积液最厚部位，若无B超定位可取腋前线第5肋间隙，腋中线第6～7肋间隙，腋后线第7～8肋间隙或肩胛下线第8～9肋间。现以B超定位点介绍具体操作步骤，如图3-4。

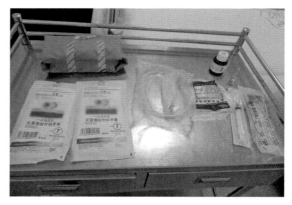

图3-3　胸腔穿刺术准备工作

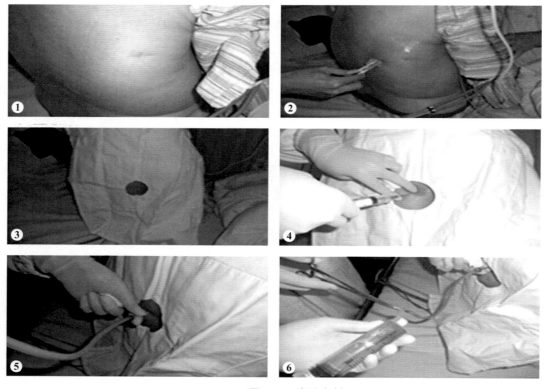

图3-4　胸腔穿刺

（1）体位：患者一般取坐位，面向椅背，双臂置于椅背上，头部伏于双臂上，操作者立于患者患侧，核对患者信息后与患者充分沟通，操作者戴好口帽后打开胸穿包。

（2）消毒：双手戴无菌手套，先用镊子夹取消毒棉球自上而下，由里向外消毒穿刺点至周围15 cm皮肤3遍。

（3）麻醉：铺无菌洞巾暴露穿刺点，抽取1%利多卡因于穿刺点行局部浸润麻醉，进针后先注射形成皮丘，而后逐步回抽无血后注射利多卡因直至进针回抽出胸水。

（4）穿刺：拔出麻醉用注射器，估算进针距离后换穿刺针，封闭尾端皮管，再于穿刺点进针至相同距离试抽，抽出胸水后用止血钳固定穿刺针。

（5）抽出胸水注满注射器后夹闭皮管，排空注射器后重新接好皮管封闭完全后再次放开皮管回抽胸水，直至胸水抽净（单次抽液≤1 000 ml）。若为诊断性胸穿抽液50～100 ml。

（6）夹闭皮管拔出穿刺针，穿刺点覆盖敷料固定。

四、深静脉穿刺置管

1. 准备工作　静脉穿刺包（治疗碗、穿刺针管、小药杯、镊子、止血钳、洞巾、纱布、10 ml注射器、导引钢丝、清洁手套、静脉导管、导管固定器、缝合针），1%利多卡因5 ml 1支，生理盐水20 ml 1～2支，安尔碘1瓶。

2. 操作步骤　一般常取的穿刺部位有颈内、锁骨上及股静脉。现以颈内静脉穿刺为例介绍具体操作步骤，如图3-5。

（1）体位：取平卧位，头左偏，操作者戴好口罩帽子，洗手后立于患者头部前方。

（2）消毒：无菌原则打开静脉穿刺包，双手戴无菌手套，由助手倒好消毒液，由里向外消毒穿刺点至周围15 cm皮肤3遍，铺无菌洞巾暴露穿刺点。

（3）麻醉：抽取1%利多卡因1支取胸锁乳突肌前缘中点进针，呈30°～45°角，针尖指向同侧乳头，于穿刺点行局部浸润麻醉，先注射少许形成皮丘，再逐步进针，回抽无回血后注射利多卡因直至穿至颈内静脉。

（4）穿刺置管：拔出麻醉用注射器，估算进针距离后换穿刺针，再于穿刺点进针至相同距离试抽，直至穿刺针进入颈内静脉回抽出静脉血，沿穿刺针侧管置入导引钢丝，置入12～15 cm，拔出穿刺针，保留导引钢丝。沿导引钢丝置入深静脉导管，深度一般为12～15 cm，导管置入颈内静脉后顺势拔除导引钢丝，回抽静脉血通畅后将静脉导管接补液。

（5）固定：将导管固定器安装完毕后缝合于表皮固定。导管处覆盖敷料固定。

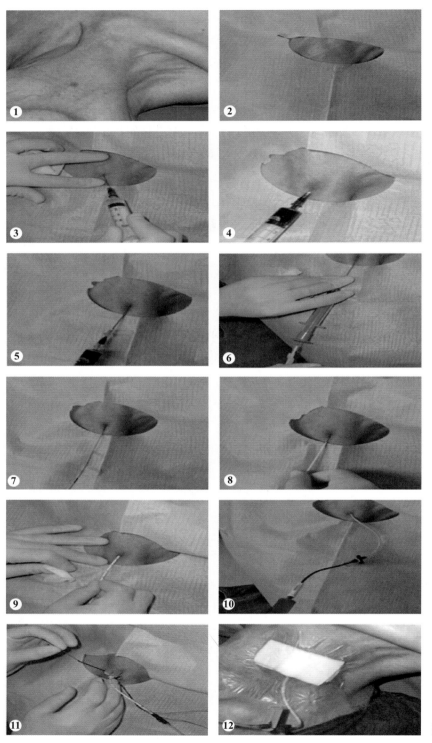

图3-5　深静脉穿刺

（沙粒　饶文龙）

第四章

麻　醉

麻醉是通过使用药物或其他方法，使患者整体或局部暂时失去感觉以达到无痛的目的，为手术治疗或其他有创医学检查提供无痛和舒适的条件。现代麻醉学更注重在保证患者安全的前提下提供此类条件，所以其业务范围目前主要涉及临床麻醉、重症监护、急救复苏和疼痛治疗四个方面。以下是常见的一些操作内容。

一、气管和支气管插管

围术期患者呼吸管理是麻醉医生的主要职责，建立通畅的气道是呼吸功能管理的关键。为保持呼吸道通畅和气体交换良好，根据具体情况置入不同类型的通气道（包括口咽通气管、鼻咽通气管、喉罩通气管、气管内导管或支气管内导管等）。其中以气管插管和支气管插管最为常用，也是麻醉科的最基本的治疗与急救手段之一，是麻醉医师必须掌握的重要基本技能之一。

1. 插管前的检查和估计　呼吸系统由呼吸道（也称气道）和肺两部分组成。临床上将口、鼻、咽、喉部称为"上呼吸道"，将气管、支气管及其肺内分支支气管称为"下呼吸道"。其中口鼻咽部也是呼吸系统与消化系统的共同通道。麻醉前应对呼吸系统解剖进行全面检查与评估，从而决定插管的途径、导管的型号、适于插管的麻醉方法等。特别注意是否存在插管困难等，一般检查颈短粗、下颌小而内收、张口度小于 3 cm、上门齿外露过多和过度肥胖都提示有插管困难的可能。颈部解剖异常、气管受压偏移、头颈部瘢痕都可能影响插管操作。特殊检查：

（1）甲颏距离：让患者头后仰，测量甲状软骨上切迹到下颏尖端的距离，如小于 6 cm，插管可能会遇到困难。

（2）下颌前伸能力：可作为判断下颌骨活动性的标准。如下门齿前伸能超过上门齿，通常不会造成插管困难；反之插管可能会遇到困难。

（3）头颈活动度：检查寰枕关节和颈椎活动度。上门齿到枕骨隆突之间的连线与身体纵轴线的夹角，正常前屈位165°，后仰大于90°。如后仰不足80°，提示颈部活动受限，插管可能会遇到困难。

（4）Mallampati试验：是最常用的判断咽部暴露程度的分级方法。评估方法——患者端坐位，头位于正中，口尽量张大，舌尽量外伸，不要求发音，重复两次观察以免假阳性或假阴性。观察咽部结构，悬雍垂、咽腭弓、软腭。根据观察的情况分为四级，Ⅰ级可见软腭、悬雍垂、咽腭弓；Ⅱ级悬雍垂被舌面遮盖，仅见软腭、咽腭弓；Ⅲ级只能看见软腭；Ⅳ级只能看见硬腭。Ⅲ级、Ⅳ级提示插管困难。

（5）Cormack-Lehane喉镜暴露分级：该分级将喉镜暴露下所能见到的喉部情况分为四级，Ⅰ级能完全暴露；Ⅱ级能看到杓状软骨后半部分声门；Ⅲ级仅能看到会厌；Ⅳ级看不到会厌。Ⅰ级、Ⅱ级插管容易，Ⅲ级插管难度明显增加，Ⅳ级插管困难。

（6）X线检查：仅用于怀疑有气管移位及有颈部症状者。可发现气管是否移位及程度、颈椎退行性病变、颈椎半脱位等。

2．气管内插管用具的准备

（1）基本设备和用具：① 给氧及通气装置，包括麻醉机和氧气瓶。② 合适大小的面罩、口咽通气管、鼻咽通气管。③ 不同型号的气管内导管。④ 管芯。⑤ 麻醉药及肌松药。⑥ 吸引装置及吸引管。⑦ 插管钳。⑧ 喉镜及合适型号的喉镜片。⑨ 其他：听诊器、脉搏血氧饱和度监测仪等（图4-1）。

（2）特殊器械用具除上述基本设备用具以外，临床上也有一些根据患者的特殊病理解剖特点，根据手术需要而设计的特殊用途的器械用具（图4-2），例如双腔支气管导管、喉罩通气管、纤维光束喉镜和支气管镜、发光棒、改良型特殊喉镜、气管导管换置器等。

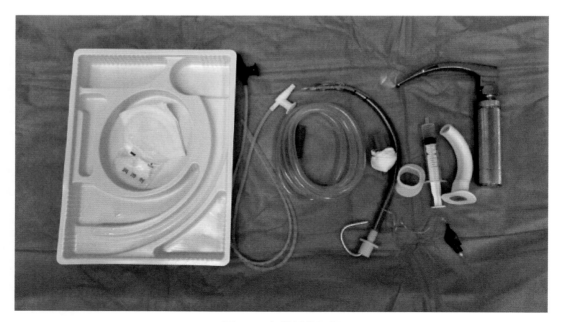

图4-1　气管插管用具

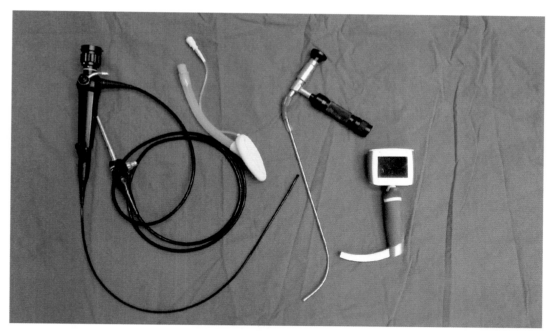

图4-2 气管插管特殊用具

3. 插管前的麻醉 呼吸、心跳骤停者不需要麻醉即可进行气管插管外,静脉全麻辅助使用肌松药诱导快速插管是最常用的麻醉方法,对于预测插管有困难、饱胃、有窒息危险的患者应采用清醒表面麻醉。

4. 气管内插管的适应证和禁忌证

(1)适应证:① 需要保障上呼吸大开放的手术,如头颈部手术、俯卧位或坐位手术、呼吸道畸形患者。② 避免胃内容物误吸,如腹内压增高频繁呕吐或饱胃全麻患者。③ 需要长时间正压通气,如开胸手术,需要肌松药的患者、呼吸功能衰竭的患者。④ 需要反复吸除气管内分泌物,如湿肺全麻手术。⑤ 某些特殊的麻醉,如并用降温术、控制性减压等。

(2)禁忌证:① 绝对禁忌,喉水肿、急性喉炎、喉头黏膜下水肿。② 相对禁忌,呼吸道不全梗阻者禁忌快速诱导插管,主动脉瘤压迫气管者,合并出血性疾病、鼻咽部肿物或反复鼻出血病史者禁忌鼻插管。

5. 气管导管型号选择 成人女性通常用ID 7.0~8.0,插入约21 cm的长度。男性通常用ID 7.5~8.5,插入约22 cm的长度。经鼻插管通常用ID 6.5~7.0,应比经口插管的标准长度增加3 cm。儿童大于1岁的小儿按照下列公式计算所需气管导管的内径和插入深度:导管号(ID)=年龄(岁)/4+4;导管插入深度(到门齿,cm)=年龄(岁)/2+12。小儿个体差异较大,应准备大一号和小一号的导管。5岁以下的小儿一般不用带套囊的气管导管,如用带套囊的气管导管则用小一号的导管。

6. 经口气管插管

（1）预充氧：在患者意识消失和呼吸肌麻痹之前几分钟内持续吸入纯氧，从而延长从呼吸停止到低氧血症的时间，为建立气道和恢复有效通气争取时间。预充氧的方法——给予麻醉药的同时氧流量大于 6 L/ 分，用尽可能密闭的面罩吸氧，平静呼吸时间大于 3～5 分钟或连续 4 次以上的深呼吸。

（2）患者体位：患者平卧，头垫高 10 cm，麻醉者右手推患者的前额，使头在寰枕关节处尽量后伸（嗅花位），口尽量张开。

（3）喉镜的置入和声门暴露：左手持喉镜，从患者右侧口角置入，轻柔将舌体推向左侧，再把喉镜片移至正中，先看到悬雍垂，然后沿舌背弧度将喉镜置入咽部，即可见到会厌。如为直喉镜片应挑起会厌，沿镜柄纵轴上提喉镜即可显露声门。如采用弯喉镜片，将喉镜片远端置入会厌谷，上提喉镜即可显露声门（图4-3）。

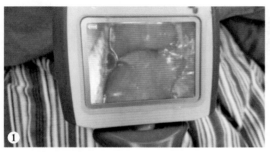
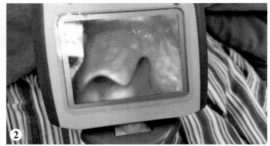
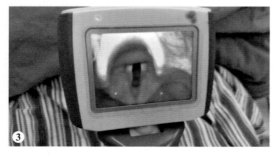

图 4-3　声门暴露分级

（4）气管导管插入：显露声门后，右手执笔式持导管对准声门，轻柔插入气管导管，直到套囊全进入声门，再置入 2 cm。

（5）导管插入气管的确认：① 导管插入气管的间接征象——双肺呼吸音对称；胃内无气流声，胃无充气膨胀；胸廓有呼吸起伏，吸气时肋间隙饱满；呼气时导管壁出现雾气，吸气时雾气消失；按压胸廓时经导管有气流流出等。② 导管插入气管的直接征象——明视导管在声带之间，纤维支气管镜下可见到气管环及气管隆突，呼气末二氧化碳波形等。

（6）气管导管的固定：放置牙垫，固定导管。

二、麻醉方法

（一）全身麻醉

1. **全身麻醉的诱导**　全身麻醉的诱导指应用全麻药使患者从清醒状态进入全麻状态的过程。在全麻诱导过程中，由于麻醉药物、患者病理生理状况以及麻醉操作等影响，患者易出现各种并发症，如低血压、高血压、心律失常、呼吸道梗阻、反流误吸、气管插管困难，甚至心跳骤停等。所以实施全身麻醉应遵守操作规范并注意以下事项：① 做好术前访视和评估。② 做好麻醉诱导前的准备工作。在诱导前应准备好麻醉机、插管用具、连接监护仪，建立静脉通路、准备好急救和治疗用药等（图4-4）。③ 全麻诱导用药应强调个体化，按需给药。根据患者的具体情况调整用药的种类、剂量和给药途径。④ 保持呼吸道通畅，维持有效通气。⑤ 预防和及时处理诱导期并发症。

2. **全身麻醉的维持**　全麻维持是指在全麻诱导完成后至手术结束这段时间内的麻醉管理。在全身麻醉维持过程中应做到：① 及时追加麻醉药，根据手术刺激和患者情况变化调节麻醉药的用量，确保麻醉平稳，在安全的前提下满足手术需要。② 全麻中保持气道通畅，维持良好的肺通气和换气；根据患者具体情况设置和调整呼吸机参数。密切观察病情变化，维持血流动力学稳定，及时处理术中可能出现的各种情况，如失血性休克、心律失常等；维持内环境稳定和器官功能正常。③ 注意药物间相互作用，合理使用麻醉药、镇痛药、肌松药，力求麻醉平稳的同时兼顾麻醉苏醒及术后恢复。

麻醉维持的方法：间断给药全麻维持、持续给药全麻维持、复合给药全麻维持、目标控制输注。

3. **全身麻醉的苏醒**　全麻的苏醒是指麻醉手术结束至患者苏醒，是患者从无意识状态向清醒转变并

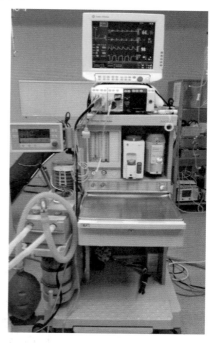

图4-4　麻醉机和监护仪

恢复完整的保护反射的过程。麻醉苏醒期应密切观察患者生命体征变化，加强呼吸管理，及时拮抗残余的肌松作用，使其恢复自主呼吸，拔除气管导管。如患者出现呼吸衰竭、低体温、延迟苏醒、明显血流动力学不稳定或气道炎症等情况应保留气管导管直至情况好转再拔管。预防或及时诊断、处理相关并发症。

（二）局部麻醉

局部麻醉也称部位麻醉，是指患者在神志清醒状态下，局麻药应用于身体局部，使机体某一部分感觉神经传导功能暂时被阻断，运动神经传导保持完好或同时有程度不等的

被阻滞状态。可分为表面麻醉、局部浸润麻醉、区域阻滞、神经传导阻滞四类,神经传导阻滞根据其阻滞的部位和范围不同又可分为神经干阻滞、硬膜外阻滞和脊髓麻醉。与全身麻醉相比,局部麻醉镇痛作用完善,对患者神志没有影响,操作简便、对患者生理功能影响小,可阻断各种不良神经反应,具有减轻应激反应、术后恢复快等优点。对于小儿、精神患者或神志不清不能配合的患者,不宜单独使用局部麻醉完成手术。

1. 椎管内麻醉　椎管内麻醉系将局麻药注入椎管内的不同腔隙,使脊神经所支配的相应区域产生麻醉作用,包括蛛网膜下腔阻滞麻醉和硬膜外阻滞麻醉两种方法。

（1）蛛网膜下腔阻滞:局麻药注入蛛网膜下腔,主要作用于脊神经根所引起的阻滞称为蛛网膜下腔阻滞,通称为"脊麻"。

［适应证和禁忌证］

适应证:下腹部及盆腔手术、肛门及会阴部手术、下肢手术等。

禁忌证:精神疾病、小儿等不能合作的患者;严重低血容量的患者;凝血功能异常的患者;穿刺部位有感染的患者;中枢神经系统疾病,脊髓或脊神经根病变者,颅内高压患者;脊椎外伤或有严重腰背痛病史者,禁用脊麻。脊椎畸形、解剖结构异常,慎用脊麻。

［穿刺用具］　无菌脊麻穿刺包、内含蛛网膜下腔阻滞穿刺针、注射器、注射针头、消毒钳、无菌单等。目前还有一次性使用麻醉穿刺包（图4-5）。对各种用药的浓度、剂量必须认真核对,并把手术台调节到需要的位置。准备好给氧装置、人工通气器械及其他急救用品,以备紧急使用。

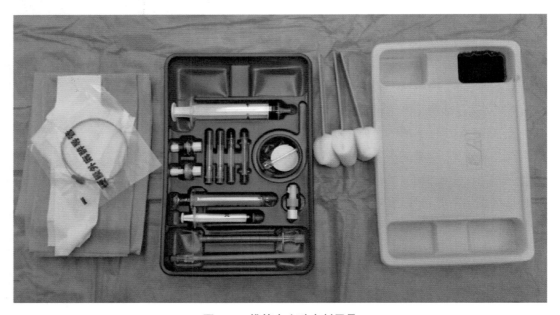

图4-5　椎管内麻醉穿刺用具

［穿刺体位］ 侧（左侧或右侧）卧位，两手抱膝，大腿贴近腹壁。头尽量向胸部屈曲，使腰背部向后弓成弧形，棘突间隙张开，便于穿刺。背部与床面垂直，平齐手术台边沿。采用重比重液时，手术侧置于下方；采用轻比重液时，手术侧置于上方。坐位臀部与手术台边沿相齐，两足踏于凳上，两手置膝，头下垂，使腰背部向后弓出。这种体位需有助手协助，以扶持患者保持体位不变。

［穿刺部位］ 蛛网膜下腔常选用腰3～4棘突间隙，此处的蛛网膜下腔最宽，脊髓圆锥一般位于腰1～2棘突间隙，于此处已形成终丝，故无伤及脊髓之虞。确定穿刺点的方法：取两侧髂嵴的最高点作联线，与脊柱相交处，即为第4腰椎或腰3～4棘突间隙。如果该间隙较窄，可上移或下移一个间隙作穿刺点。

［消毒范围］ 穿刺前消毒皮肤，消毒范围应上至肩胛下角，下至尾椎，两侧至腋后线。消毒后穿刺点处需铺洞巾或无菌单。

［穿刺方法］ 直入法和侧入法（图4-6），穿刺点作逐层浸润麻醉，用左手拇、示两指固定穿刺点皮肤。将穿刺针在棘突间隙中点，与患者背部垂直，针尖稍向头侧缓慢刺入，并仔细体会针尖处的阻力变化。当针穿过黄韧带时，有阻力突然消失"落空"感觉，继续推进常有第二个"落空"感觉，提示已穿破硬膜与蛛网膜进入蛛网膜下腔，拔除针芯，可见脑脊液流出。麻醉药注入蛛网膜下腔后，调节和控制麻醉平面以达到手术需要的范围。

蛛网膜下腔阻滞较常用的局麻药有5%～6%普鲁卡因、0.25%～0.5%布比卡因。

［影响蛛网膜下腔阻滞平面的因素］

患者情况：年龄、身高、体重、性别、腹内压、脊柱结构、体位。

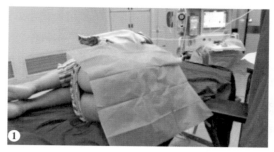
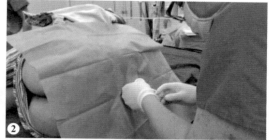
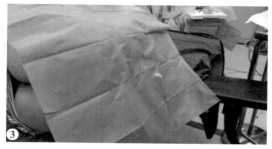

图4-6 椎管内穿刺法

穿刺技术：穿刺点、针头方向、斜面方向、注射速度。

脑脊液因素：脑脊液组成，脑脊液的循环、容量、压力、密度。

局麻药因素：局麻药比重、容积、浓度、辅助使用血管收缩药。

［常见并发症］ 低血压、心动过缓、全脊髓麻醉、恶心、腰麻后头痛、神经病变、背痛、听力丧失、硬膜外或脊髓血肿、脊髓脓肿或脑膜炎。

（2）硬膜外阻滞：局麻药在硬膜外间隙作用于脊神经，使相应节段的感觉和交感神经完全被阻滞，运动神经纤维部分丧失功能，这种麻醉方法称为硬膜外间隙阻滞麻醉，简称为"硬膜外阻滞"。硬膜外阻滞有单次法和连续法两种。单次法系穿刺后将预定的局麻药全部陆续注入硬膜外间隙以产生麻醉作用。因缺乏可控性，易发生严重并发症和麻醉意外，故单次法已较少使用。连续硬膜外阻滞是通过穿刺针，在硬膜外间隙置入塑料导管，根据病情、手术范围和时间，分次给药，使麻醉时间得以延长，并发症明显减少。连续硬膜外阻滞已成为临床上常用的麻醉方法之一。根据脊神经阻滞部位不同，可将硬膜外阻滞分为高位、中位、低位及骶管阻滞。

［适应证和禁忌证］

适应证：适用于腹部手术以及适用于蛛网膜下腔阻滞麻醉的下腹部及盆腔手术，下肢手术等的麻醉；适用于包括产科镇痛、术后镇痛及一些慢性疼痛的镇痛。

禁忌证：与蛛网膜下腔阻滞麻醉基本相同。

［穿刺用具］ 无菌硬膜外穿刺包，内含硬膜外穿刺针、硬膜外导管、15G粗注射针头1枚（供穿刺皮肤用）、内径小的玻璃接管1个以观察硬膜外负压、5 ml和20 ml注射器各1副、50 ml的药杯2只以盛局麻药、无菌单2块、纱布钳1把、纱布及棉球数个等。此外，为了防治全脊麻，须备好气管插管装置，给氧设备及其他急救用品。

［穿刺体位］ 有侧卧位及坐位两种，临床上主要采用侧卧位，具体要求与蛛网膜阻滞法相同。

［穿刺部位］ 根据手术部位选定穿刺点，一般取支配手术范围中央的相应棘突间隙。通常上肢穿刺点在胸3～4棘突间隙，上腹部手术在胸8～10棘突间隙，中腹部手术在胸9～11棘突间隙，下腹部手术在胸12至腰2棘突间隙，下肢手术在腰3～4棘突间隙，会阴部手术在腰4～5棘突间隙，也可用骶管麻醉。

［消毒范围］ 一般以穿刺点为中心，消毒范围大于消毒洞巾的开孔，或患者侧卧时以腰椎为中心，上下达双侧腋后线，左右达骶裂孔和肩胛骨。

［穿刺方法］ 直入法和旁入法两种穿刺手法同蛛网膜下腔阻滞的穿刺手法。一般颈椎、胸椎上段及腰椎的棘突相互平行，多主张用直入法；胸椎的中下段棘突呈叠瓦状，间隙狭窄，穿刺困难时可用旁入法。老年人棘上韧带钙化、脊柱弯曲受限制者，宜用旁入法。

穿刺针到达黄韧带后，根据阻力的突然消失、负压的出现以及无脑脊液流出等现象，即可判断穿刺针是否进入硬膜外间隙。临床上一般穿刺到黄韧带时,阻力增大有韧感,此时可将针芯取下,用一湿润的空注射器与穿刺针衔接,当推动注射器芯时即感到有弹回的阻力感,此后边进针边推动注射器芯试探阻力,一旦突破黄韧带则阻力消失,犹如"落空感",同时注液毫无阻力,表示针尖已进入硬膜外间隙。确定针尖已进入硬膜外间隙后,即可经针尾部插入硬膜外导管。置管时应先测量皮肤至硬膜外间隙的距离,然后即行置管,导管再进入硬膜外腔3~5 cm,然后边拔针边固定导管,直至将针退出皮肤,在拔针过程中不要随意改变针尖的斜口方向,以防斜口割断导管。针拔出后,调整导管在硬膜外的长度,然后在导管尾端接上注射器,注入少许生理盐水,如无阻力,并回吸无血或脑脊液,即可固定导管。置管过程中如患者出现肢体异感或弹跳,提示导管已编于一侧而刺激脊神经根,为避免脊神经损害,应将穿刺针与导管一并拔出,重新穿刺置管。如需将导管退出重置时,须将导管与穿刺针一并拔出。如导管内有全血流出,经生理盐水冲洗仍有鲜血流出,应考虑另换间隙穿刺。

［影响硬膜外阻滞平面的因素］　药物容量愈大,注速愈快,阻滞范围愈广;反之,则阻滞范围窄。

导管向头侧时,药物易向头侧扩散;向尾侧时,则可多向尾侧扩散1~2个节段,但仍以向头侧扩散为主。如果导管偏于一侧,可出现单侧阻滞。

婴幼儿、老年人硬膜外间隙小,用药量须减少。妊娠后期,由于下腔静脉受压,间隙相对变小,药物容易扩散,用药量也须减少。某些病理因素,如脱水、血容量不足等,可加速药物扩散,用药应格外慎重。

［常见并发症］　交感神经阻滞、血管内注射、全脊髓麻醉、单侧阻滞或阻滞不全、神经病变和脊髓损伤、头痛、导管拔出困难、硬膜下注射、硬膜外血肿、药物注射错误。

2. 神经阻滞麻醉　神经阻滞麻醉系将局麻药注射到外周神经干附近,通过阻断神经冲动的传导,使该神经所支配的区域麻醉。

［适应证和禁忌证］

适应证:根据手术的时间、范围以及患者的精神状态、合作程度而定。只要阻滞的区域和时间能满足手术的要求,神经阻滞麻醉即可单独应用或作为辅助麻醉手段。

禁忌证:小儿或不合作的患者,穿刺部位有感染、肿瘤及严重畸形的患者,局麻药过敏的患者。

［穿刺方法］

颈丛神经阻滞:包括深、浅丛。颈神经丛由颈1~4的脊神经前支组成。深丛阻滞时,患者平卧,头偏向对侧,乳突尖与锁骨中线的连线中点为第4颈椎横突的体表投影位,此点垂直进针触及第4颈椎横突,回抽无血或脑脊液,注入已配置的局麻药即可完成;浅丛阻滞时,体位同深丛,胸锁乳突肌后缘的中点为穿刺点,穿刺针刺入胸锁乳突肌肌膜下,回抽无血液,注入已配置的局麻药。

臂丛神经阻滞：臂丛神经由颈5～8及胸1的脊神经前支组成。常用的方法有肌间沟和腋路。① 肌间沟法，去枕仰卧位，头偏向对侧，显露胸锁乳突肌锁骨头，在锁骨头的后缘可触及前斜角肌，前斜角肌外缘即中斜角肌，前、中斜角肌之间即肌间沟。局部消毒铺巾后，将穿刺针垂直偏向尾侧刺入肌间沟，若探及异感则效果更佳，注入配置好的局麻药即可完成。② 腋路法，患者仰卧，患肢外展上举成敬礼状，触摸腋动脉后，沿腋动脉外侧刺入，探及异感效果更好，回抽无回血，注入配置的局麻药即可完成。

［常见并发症］ 由于神经多与血管伴行，与重要脏器相邻，穿刺时应注意避免损伤和将局麻药注入血管内。根据穿刺部位，常见并发症有局部血肿、神经损伤，较严重的并发症有全脊髓麻醉、气胸、局麻药中毒等。

（三）复合麻醉

复合麻醉或联合麻醉，是指同时或先后应用两种以上的全身麻醉药、局麻药以及麻醉技术，达到镇痛、遗忘、肌松、自主神经反射抑制，并维持生理功能稳定的麻醉方法。

复合麻醉的优点：① 减少每种麻醉药物的剂量和副作用。② 最大限度地维持生理功能的稳定。③ 提高麻醉安全性和可控性，更好地满足手术需要。④ 提供完善的术后镇痛。

（付国强 王剑）

第五章
甲 状 腺 手 术

【解剖要点】

甲状腺位于甲状软骨下方、气管两旁,分左、右两叶,中央以峡部相连。峡部一般位于第2～4气管软骨的前面,有时向上伸出一锥体叶,并借纤维组织和甲状腺提肌与舌骨相连,左、右两叶上极通常平甲状软骨,下极多数位于第5～6气管环。甲状腺由两层被膜包裹,内层被膜称为甲状腺固有被膜,很薄,紧贴腺体并形成纤维束伸入腺实质,将甲状腺分隔成大小不等的小叶。外层被膜又称甲状腺外科被膜,较厚,包绕并固定甲状腺于气管和环状软骨上。两层被膜间有疏松的结缔组织,内有甲状腺动脉、静脉、淋巴、神经和甲状旁腺。血液供应,主要由两侧甲状腺上动脉和甲状腺下动脉供应,有时尚有甲状腺最下动脉。甲状腺上动脉是颈外动脉的分支。甲状腺下动脉起自锁骨下动脉,分支进入甲状腺侧叶背面。甲状腺丰富的静脉网汇成3条主要静脉,即甲状腺上、中、下静脉。甲状腺上静脉与甲状腺上动脉伴行流入颈内静脉,甲状腺中静脉常单行流入颈内静脉,甲状腺下静脉由甲状腺下方流入无名静脉。甲状腺主要受交感神经和副交感神经支配,与手术关系密切的是喉返神经和喉上神经。喉返神经起自迷走神经,上行于甲状腺背面、气管食管沟之间,向上入喉并分为前、后两支,前支支配声带的内收肌,后支支配声带的外展肌,共同调节声带的运动。喉上神经亦来自迷走神经,在甲状腺上极上方2～3 cm处分为内、外两支,内支(感觉支)分布在喉黏膜上,损伤后可产生饮水呛咳的症状;外支(运动支)与甲状腺上动脉伴行,支配环甲肌,使声带紧张。

【手术体位】

取仰卧位,床头抬高15°角,肩胛部垫以软枕,使头部自然后仰,充分暴露颈前区(图5-1)。

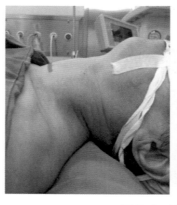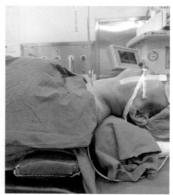

图5-1 过仰位体位

【消毒铺巾】

1. 消毒　颈部手术范围上至唇下，切口周围15 cm的区域。由手术中心开始向四周涂擦（图5-2）。

2. 铺巾　皮肤消毒后可铺无菌布单，取4块布单，每块在一边双折少许，布巾折缘面向切口，先铺切口下侧，再铺术者对侧，手术者一侧，最后铺切口上侧（图5-3），步骤为①→②→③→④→⑤。

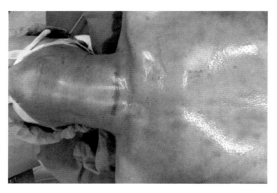

图5-2　消毒范围

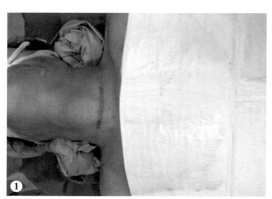

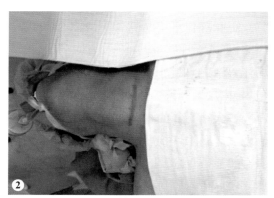

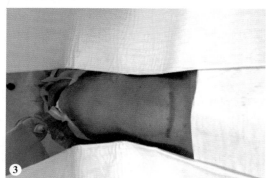

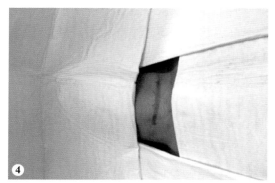

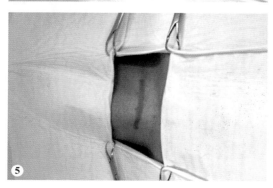

图5-3　铺巾步骤

【切口选择】

一般沿胸骨切迹上方二横指处,沿皮肤横纹作一弧形切口(图5-4)。

【手术步骤及技巧】(甲状腺腺叶切除术)

(1)切开皮肤、皮下组织及颈阔肌(图5-5)。

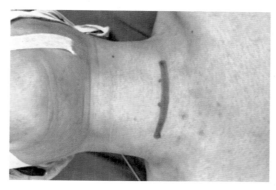

图5-4 切口选择

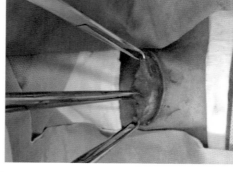

图5-5 切开颈阔肌

(2)用电刀在颈阔肌后面的疏松组织间进行分离,上至甲状软骨下缘,下达胸骨柄(图5-6)。此间隙内分离电刀过深或过浅都会引起出血,并切开颈白线。

(3)将甲状腺向内上方牵引,沿甲状腺外侧向下分离,将甲状腺前肌群向下拉开,暴露出下极。甲状腺下静脉位于此处,寻见后予以结扎、切断,如有甲状腺下动脉,可一并结扎、切断(图5-7)。

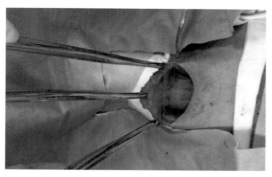

图5-6 分离皮瓣

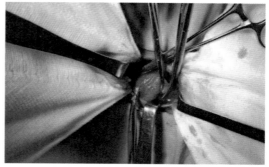

图5-7 处理下动脉

(4)向内侧牵拉甲状腺,分离甲状腺外侧,显露甲状腺中静脉,将其分离、结扎、切断(图5-8)。

(5)在上极的内侧分离,切断结扎甲状腺悬韧带,再沿着甲状腺侧叶的外缘向上极游离,充分显露上极。直角钳由内侧沿甲状腺上动静脉深部绕至外侧,顶住手指,向外穿出,引过一根7号丝线,结扎上极血管。在结扎线与上极间再夹2把血管钳,在血管钳间剪断血管,远端再缝扎一道(图5-9)。

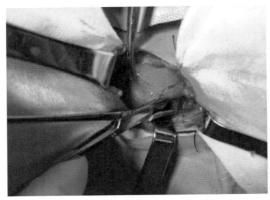

图 5-8　处理中静脉

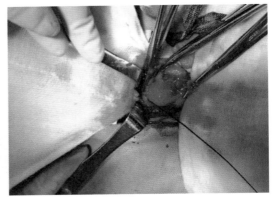

图 5-9　处理上极

（6）甲状腺此时靠悬韧带固定于气管,贴近甲状腺切断悬韧带。用电刀切断甲状腺及峡部与气管前的组织。将峡部切断后游离甲状腺内侧时,不要游离过深,一般游离到气管外侧面即可,以免损伤喉返神经（图5-10）。

（7）若是甲状腺癌,需要加做同侧中央区淋巴结清扫或颈部淋巴结清扫。

【标本】

（1）甲状腺乳头状癌:最常见,均占甲状腺癌半数,预后好（图5-11）。

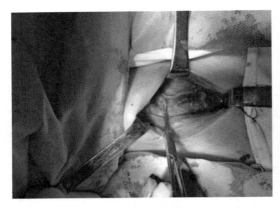

图5-10　喉返神经

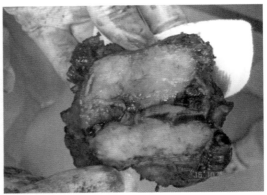

图5-11　乳头状癌

（2）甲状腺滤泡状癌:较常见,仅次于乳头状癌,居第2位（图5-12）。

（3）甲状腺未分化癌:恶性程度最高,占10%～15%,早期可转移（图5-13）。

（4）甲状腺髓样癌:滤泡旁发生的癌,恶性程度不一,90%肿瘤分泌降钙素（图5-14）。

【术后处理】

术后当日应密切注意患者呼吸、体温、脉搏、血压的变化,预防手术的并发症。床旁常规配备气管切开包和无菌手套。手术野常规放置引流,术后24～48小时拔除,预防术

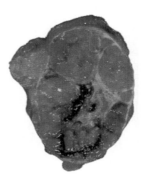
图5-12 滤泡状癌

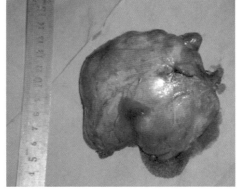
图5-13 未分化癌

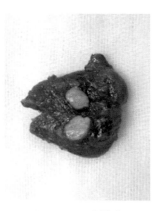
图5-14 髓样癌

后气管受压。患者采用半卧位,以利呼吸和引流。帮助患者及时排除痰液,保持呼吸道通畅。一侧返喉神经损伤引起声音嘶哑,双侧喉返神经损伤可导致失音或严重的呼吸困难,甚至窒息,须立即做气管切开。手术时甲状旁腺被误切、挫伤或血液供应障碍,致血钙浓度降低,引起手足抽搐。血钙浓度可降低至2.0 mmol/L以下,抽搐发作时立即静脉注射10%葡萄糖酸钙或氯化钙10～20 ml,症状轻者可口服葡萄糖酸钙或乳酸钙2～4 g。

（王卓颖　刘岗）

第六章
乳腺癌手术

【解剖要点】

  成年女性的乳房位于胸大肌浅面,约在第2和第6肋骨水平的浅筋膜浅、深层之间。乳腺的主要血供来自胸廓内动、静脉横过胸大肌及其前筋膜后的内穿支,而乳腺的淋巴主要引流到腋窝淋巴结池。以乳腺癌改良根治术为例,其标准的腋窝淋巴结清扫术的完整手术范围为内至胸壁前锯肌、上至腋静脉、后至肩胛下肌以及胸长神经和胸背神经、外至腋窝脂肪。一般必须经过细针穿刺细胞学检查或乳房肿块活检组织学检查明确为恶性肿瘤(图6-1),才能进行乳腺癌改良根治术。

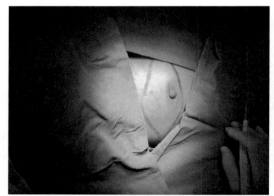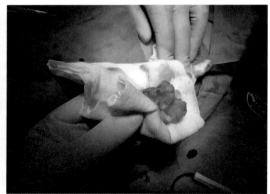

图6-1 乳房肿块活检组织学检查

【手术体位】

  患者取仰卧位,患侧上肢外展90°,以最大限度地暴露术野。

【消毒铺巾】

  1. 消毒 上方超过锁骨并包括上臂,下方至脐水平,内侧至对侧的锁骨中线,外侧至腋后线。由手术中心开始向四周涂擦。

  2. 铺巾 皮肤消毒后先用手术巾将患者的前臂包裹(图6-2①),然后在手术区域依次铺置手术巾(图6-2),步骤为②→③→④→⑤→⑥。

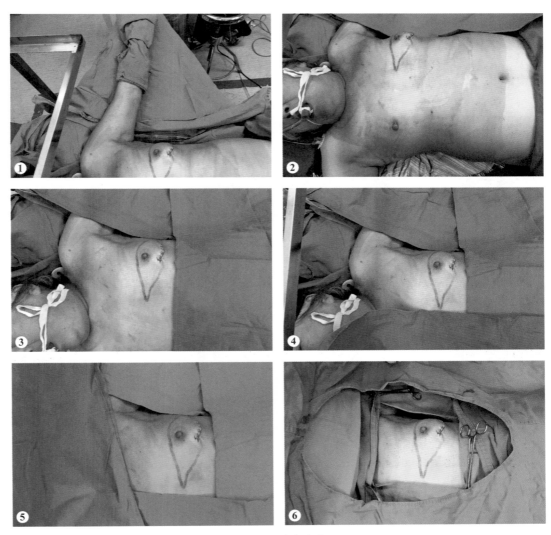

图6-2 铺巾步骤

【切口选择】

乳腺癌改良根治术的切口选择因人而异,一般选择转向腋窝的斜行梭形切口,乳头及整个乳晕结构连同病变或其活检切口都应该包含在内,同时切口应该离开肿瘤边缘至少5 cm。两条切口应该等长,关闭切口后切口的两端不应有赘皮或者多余的皮肤。对于乳房很大的患者,切口应该有更大的弧度并且更靠外侧(图6-3)。

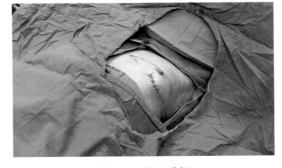

图6-3 切口选择

【手术步骤及技巧】

（1）皮瓣的游离：根据预先选定的切口切开皮肤，直接用电刀游离皮瓣。一般先游离上方皮瓣，再游离下方皮瓣（图6-4①、②）。皮瓣的游离范围上至锁骨、内达胸骨边缘、下至腹直肌鞘和肋缘、外至背阔肌边缘（图6-4③、④）。

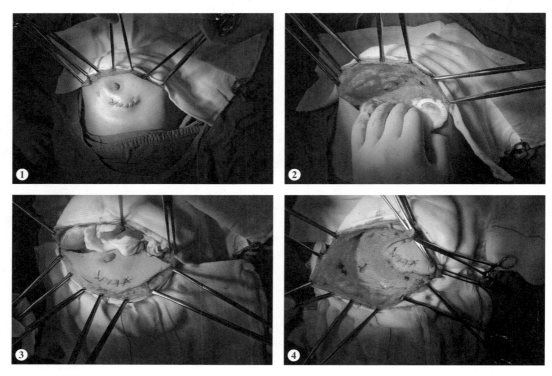

图6-4　游离皮瓣

（2）筋膜下游离：自锁骨处开始筋膜下分离，向下达胸骨中部，切除胸大肌表面的筋膜及乳腺组织。如果肿瘤侵犯胸大肌或胸大肌筋膜，则应连同大体标本一同切除该部分胸大肌。如无肿瘤浸润，则无需切除胸大肌（图6-5）。

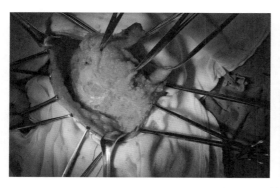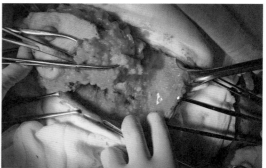

图6-5　筋膜下游离

（3）腋静脉的处理：将腋窝部皮瓣向上牵拉，切开覆盖于胸大肌边缘上的筋膜，暴露其深面的胸小肌（图6-6①、②），同时切开覆盖于腋静脉表面的疏松组织，暴露腋静脉，并于根部结扎腋静脉的几个分支（图6-6③、④）。

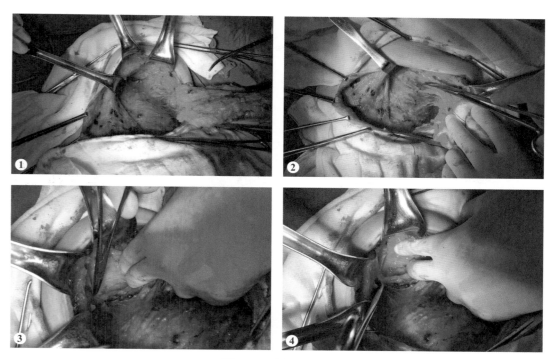

图6-6　腋静脉处理

（4）胸长神经及胸背神经的处理：在腋窝进行解剖时，应当游离出位于腋静脉深面的胸长神经。其位于前锯肌表面的疏松筋膜内，将其仔细从腋窝组织中分离并完整保留（图6-7）。如果出现胸长神经损伤或切断，则会出现"翼状"肩。胸背神经相对容易寻找，其特征性地位于肩胛下深动、静脉的附近，除非出现肿瘤侵犯，否则应该完整保留（图6-8）。如果出现胸背神经损伤或切断会导致背阔肌功能的影响。

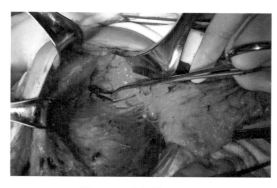

图6-7　胸长神经处理

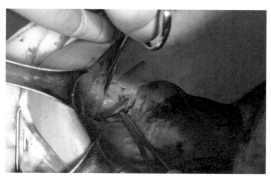

图6-8　胸背神经处理

（5）关闭切口：将大体标本及相应区域淋巴结一并移除（图6-9）。充分止血，放置两个负压引流管，一根放置于腋窝，另一根固定于胸大肌前面作为皮瓣下引流。关闭切口时，应尽可能地将皮瓣挤压，复位于腋窝内及其他部位（图6-10）。如果皮瓣很薄，可以仅作皮肤的间断缝合或用皮钉对合；对于中等厚度的皮瓣，则可用可吸收线间断缝合皮下脂肪。

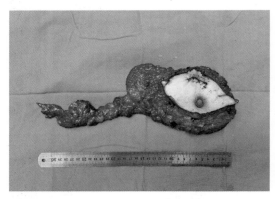

图6-9　移除标本

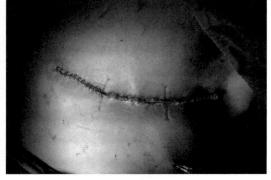

图6-10　关闭切口

【术后处理】

术后伤口用大量的松软纱布或棉垫覆盖以后用弹力绷带缠绕包扎或用外科胸带包扎，应特别注意腋窝处伤口的加压包扎。伤口一般在加压包扎1周后打开，按期拆线。如有皮下积液，可用无菌针筒抽出。术后1周即鼓励患者进行患侧上肢的正常日常活动。如患侧肢体运动功能恢复不明显，可能需要进行理疗或康复训练。

（阎良　孙燕翔　李财宝）

第七章

胃 癌 手 术

【解剖要点】

传统解剖学把胃分为贲门、胃底、胃体、胃角与幽门5个部分。目前临床上广泛采用的胃区分法将胃大、小弯各分为三等分,连接其对应点,可将胃分为上1/3(U)区、中1/3(M)区、下1/3(L)区,食管以E表示,十二指肠以D表示(图7-1)。

胃的横断面被均分为四等分,分别记为小弯侧、前壁、大弯侧和后壁。胃周围的韧带,共有5条,即肝胃韧带、肝十二指肠韧带、胃结肠韧带、胃脾韧带和胃膈韧带。胃的血管、神经、淋巴管均通过这些韧带出入胃。胃主要有5条动脉,使胃供血极为丰富。主要

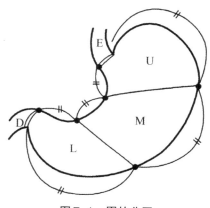

图7-1 胃的分区

来源于腹腔动脉干,沿大、小弯各形成一条血管弓。胃左动脉(直接起源于腹腔动脉干)和胃右动脉(起源于肝动脉)汇合而成小弯侧的血管弓。胃网膜左动脉(起源于脾动脉)和胃网膜右动脉(起源于胃十二指肠动脉)汇合而成大弯侧的血管弓。胃短动脉(起源于脾动脉)为胃底部的主要血液供应。此外,还有左膈下动脉和胃后动脉沿胃膈韧带,分布于胃体上部、胃底后壁和贲门。胃大部切除术后左膈下动脉对残胃血供有一定作用。胃的动脉间有广泛吻合支,如结扎胃左动脉、胃右动脉、胃网膜左动脉及胃网膜右动脉4根动脉中的任何3条,只要胃大弯、胃小弯动脉弓未受损,胃仍能得到良好血供。通常情况下,结扎胃的主要动脉时应保留一支胃短血管及左膈下动脉,近端胃仍有良好血供,不致发生残胃缺血坏死和吻合口漏。

胃的5条主要的静脉与各同名动脉伴行,均汇入门静脉系统。① 胃左静脉,即胃冠状静脉,汇入门静脉。② 胃右静脉,途中收纳幽门前静脉,位于幽门与十二指肠交界处前面上行进入门静脉,幽门前静脉是辨认幽门的标志。③ 胃网膜左静脉注入脾静脉。④ 胃网膜右静脉与副结肠静脉汇合成胃结肠血管"共同干"(Henle干)注入肠系膜上静脉回流入门静脉。⑤ 胃短静脉经胃脾韧带入脾静脉,以及胃后静脉经胃膈韧带,注入脾

静脉。

　　胃壁各层具有丰富的毛细淋巴管,起始于胃黏膜的固有层。在黏膜下层、肌层和浆膜下层内交织成网,分别流入各胃周淋巴结,最后均纳入腹腔淋巴结而达胸导管。一般来说,胃的淋巴引流与胃的动脉分布相一致,但淋巴循环的方向和血液循环的方向相反。汇入相应的胃周4个淋巴结区:①(小弯区)胃左淋巴结区贲门部、胃小弯左半和胃底的右半侧前后壁,分别注入贲门旁淋巴结、胃上淋巴结,最后至腹腔淋巴结。②(幽门区)胃右淋巴结区胃幽门部、胃小弯右半的前后壁,引流入幽门上淋巴结,由此经肝总动脉淋巴结,最后流入腹腔淋巴结。③(脾区)胃网膜左淋巴结区胃底左半侧和胃大弯左半分别流入胃左下淋巴结,脾门淋巴结及胰脾淋巴结,然后进入腹腔淋巴结。④(肝、胃右大网膜区)胃网膜右淋巴结区胃大弯右半及幽门部,引流入胃幽门下淋巴结,然后沿肝总动脉淋巴结,进入腹腔淋巴(图7-2)。胃周淋巴结分组见表7-1。

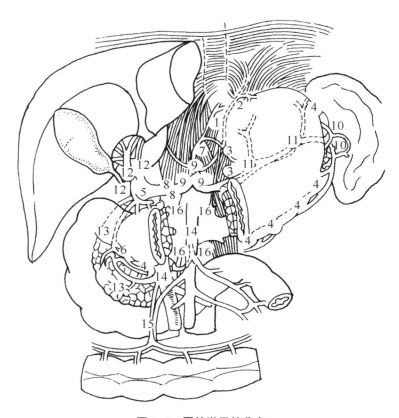

图7-2　胃的淋巴结分布

1. 贲门右淋巴结;2. 贲门左淋巴结;3. 小弯淋巴结;4. 大弯淋巴结;5. 幽门上淋巴结;6. 幽门下淋巴结;7. 胃左动脉旁淋巴结;8. 肝总动脉淋巴结;9. 腹腔动脉周围淋巴结;10. 脾门淋巴结;11. 脾动脉淋巴结;12. 肝十二指肠韧带内淋巴结;13. 胰十二指肠淋巴结;14. 肠系膜根部淋巴结;15. 结肠中动脉周围淋巴结;16. 腹主动脉旁淋巴结

表7-1 胃肿瘤部位和淋巴结分站

肿瘤部位	第1站	第2站	第3站
全胃癌LMU/MUL/MLU/UML	1, 2, 3, 4sa, 4sb, 4d, 5, 6	7, 8a, 9, 11p, 11d, 12a, 14v	8p, 12b/p, 13, 16a2/b1, 19, 20
近端胃癌U	1, 2, 3, 4sa, 4sb	4d, 7, 8a, 9, 10, 11p, 11d	5, 6, 8p, 12a, 12b/p, 16a2/b1, 19, 20
胃体癌MU/M/UM	1, 2, 3, 4sa, 4sb, 4d, 5, 6	7, 8a, 9, 10, 11p, 11d, 12a	8p, 12b/p, 14v, 16a2/b1, 19, 20
胃体癌 LM/M/ML	1, 3, 4sb, 4d, 5, 6	7, 8a, 9, 11p, 12a	2, 4sa, 8p, 10, 11d, 12b/p, 13, 14v, 16a2/b1
远端胃癌L/LD	3, 4d, 5, 6	1, 7, 8a, 9, 11p, 12a, 14v	4sb, 8p, 12b/p, 13, 16a2/b1

传统的胃癌术式分为3类：根治性切除术、姑息性切除术和胃肠内引流术。按照淋巴结清扫范围的不同分为D0根治术（未彻底清扫第1站淋巴结），D1根治术（彻底清扫第1站淋巴结），D2根治术（彻底清扫第1、2站淋巴结），D3根治术（彻底清扫第1、2、3站淋巴结）。以下以胃窦部癌D2根治手术为例。

【手术体位】

仰卧位。

【消毒铺巾】

1. 消毒 消毒范围上至胸乳头连线，下至腹股沟、耻骨联合，两侧至腋前线之间。

2. 铺巾 按照切口下方、对侧、上方、同侧的顺序铺巾。

【切口选择】

上腹部正中切口，上起剑突，下绕脐左侧达脐下2~3cm，必要时可切除剑突，以利于显露（图7-3）。

【手术步骤及技巧】

（1）切开皮肤皮下脂肪沿腹白线进腹，置入切口保护器，避免肿瘤的切口种植（图7-4）。

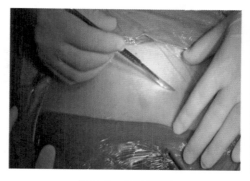

图7-3 切口选择

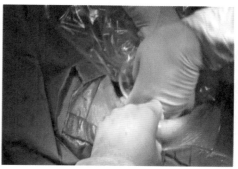

图7-4 置入切口保护器

（2）进腹后探查，以由远及近的原则探查，重点是肝脏、腹膜、盆腔、肠系膜上血管根部及腹主动脉周围淋巴结，女性患者还要探查双侧卵巢。如果以上部位有明显转移肿大淋巴结，或者转移灶则放弃D2根治术，改为姑息性切除。肿瘤有浆膜层侵犯表面喷涂医用胶，防止肿瘤播散（图7-5）。

（3）Kocher方法游离十二指肠和胰头，暴露下腔静脉探查NO.13淋巴结有无转移肿大，以此确定最终手术方案（图7-6）。

（4）游离大网膜及横结肠系膜前叶，分别自结肠肝曲和结肠脾曲开始向结肠中部，沿横结肠用电刀离断大网膜及横结肠系膜前叶和胰包膜一起剥离，注意不要损伤结肠中血管和胰腺（图7-7）。

（5）随着横结肠系膜前叶向上游离，到胰腺下缘时，在脾脏下极脾动脉分出胃网膜左动脉处结扎、切断胃网膜左血管，清扫胃网膜左血管NO.4sb淋巴脂肪组织，注意不要过度牵拉，以防脾脏损伤，必要时脾脏后缘可以先垫入大纱布，把脾脏托起，减少损伤的机会（图7-8）。

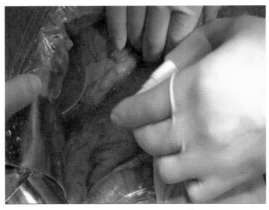

图7-5 喷涂医用胶

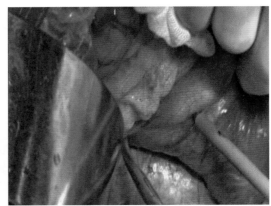

图7-6 探查NO.13淋巴结

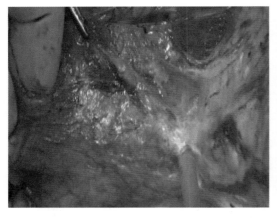

图7-7 游离大网膜及横结肠系膜前叶

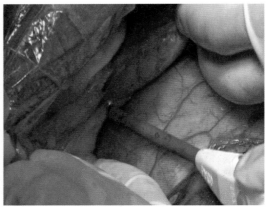

图7-8 处理胃网膜左血管

（6）在右侧向上游离横结肠系膜前叶过程中显露胃结肠静脉共同干（Henle干），沿胃结肠共同干找到中结肠静脉和肠系膜上静脉根部，清除肠系膜上静脉周围淋巴脂肪组织NO.14v（图7-9）。

（7）沿胃结肠共干寻找到胃网膜右静脉的起始部，在根部结扎、切断胃网膜右静脉，清除幽门下淋巴脂肪组织NO.6（图7-10）。在这一清扫过程中要特别注意，不要用力向下或向右牵拉结肠，因为该处静脉牵拉容易撕裂出血，且止血困难，如果盲目钳夹止血，容易损伤肠系膜上静脉。

如果此处出血，一般需要结扎胃结肠共干止血；如果损伤静脉，则不要慌乱钳夹止血，否则静脉裂口越来越大，应当保持镇静，用纱布轻轻压迫血管后再做处理，不要用力压迫，否则静脉撕裂越来越大。同时，此处的静脉如果断裂，则容易缩入胰腺内，使止血更加困难。此时，不要惊慌，压迫后，用Kocher方法游离十二指肠和胰头（图7-11）。在根部结扎、切断胃网膜右动脉，清扫NO.6淋巴结（图7-12）。

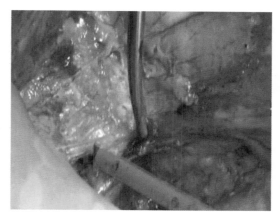

图7-9　清除肠系膜上静脉周围淋巴脂肪组织

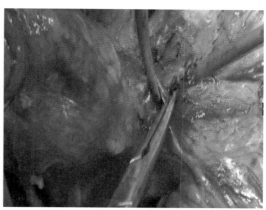

图7-10　根部结扎胃网膜右静脉

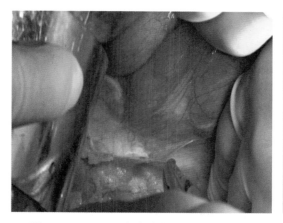

图7-11　Kocher方法游离十二指肠和胰头

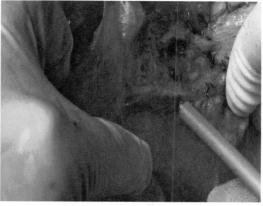

图7-12　根部结扎、切断胃网膜右动脉，清扫NO.6淋巴结

（8）胃网膜右动脉切断后，胃和大网膜进一步向上牵拉，同时轻轻向下向后牵压胰腺，沿胃十二指肠动脉向上追踪，找到肝总动脉和肝固有动脉。该处在十二指肠球部有发自胃十二指肠动脉的十二指肠上动脉，要仔细结扎、切断，否则不注意这些小动脉，容易损伤出血。在切开小网膜的过程中注意有行走于小网膜的变异起源的肝左动脉，要注意尽量保护。自球部开始清除肝十二指肠韧带淋巴脂肪组织，主要清除肝动脉周围组织。首先找到胃右动脉（多数起始于胃十二指肠动脉或肝固有动脉），在根部结扎、切断，清扫幽门上淋巴脂肪组织NO.5淋巴结（图7-13）。清扫肝动脉NO.12a淋巴结，自下而上、自右向左清扫，上端到近肝门处（图7-14）。

（9）游离结扎、切断胰头于十二指肠之间小的血管、脂肪组织，充分游离十二指肠（图7-15）。用直线型切割吻合器或Kocher钳切断、缝合关闭十二指肠，或荷包钳Kocher钳切断。

（10）肝总动脉淋巴结清扫NO.8（图7-16）。把胃向左上方牵拉，用湿的纱布下压胰

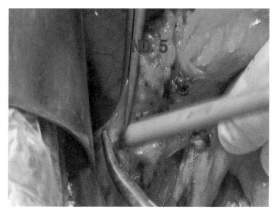

图7-13　根部结扎、切断胃右动脉，清扫NO.5淋巴结

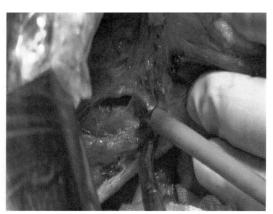

图7-14　清扫NO.12a淋巴结

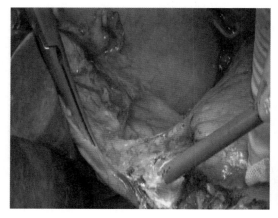

图7-15　充分游离十二指肠

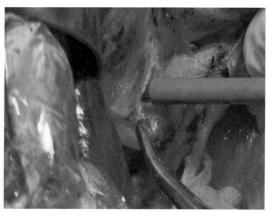

图7-16　肝总动脉淋巴结清扫

腺，使胰腺上缘与肝总动脉之间的组织紧张，自肝固有动脉处开始向左清扫，由于肝总动脉与胰腺上缘之间有小的血管，同时损伤胰腺容易出现胰瘘，该处清扫时要仔细结扎，仔细清扫淋巴脂肪组织。

（11）清扫腹腔干及胃左动脉周围淋巴结NO.9、NO.7（图7-17）。上述清扫游离的淋巴脂肪组织与胃进一步向左上方牵拉，腹主动脉右侧的后腹膜向中线切开，显露右侧膈肌角，清除腹腔干右侧前面的神经淋巴脂肪组织，同时清除胃左动脉右侧淋巴脂肪组织，同样方法清除腹腔干左侧及脾动脉近端的神经淋巴脂肪组织，清除胃左动脉左侧淋巴脂肪组织，在根部结扎、切断胃左动脉（图7-18）。

（12）清扫脾动脉周围淋巴结NO.11p。由于脾动脉迂曲，且部分包裹在胰腺组织内，脾动脉下有脾静脉伴行，在清扫时注意不要损伤脾动脉、脾静脉和胰腺组织以免引起大出血和术后的胰瘘（图7-19）。进一步把胃向左上方翻起，用纱布向下向后牵压胰腺，清扫淋巴脂肪组织，遇到胃后动脉要结扎、切断。一般清扫脾动脉近端，不必清扫脾动脉全程（图7-20）。

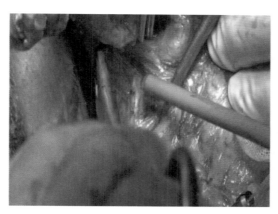

图7-17　清扫腹腔干及胃左动脉周围淋巴结

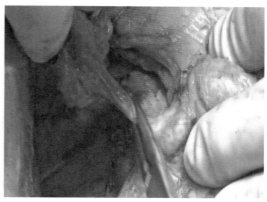

图7-18　根部结扎、切断胃左动脉

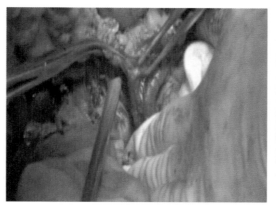

图7-19　清扫脾动脉周围淋巴结

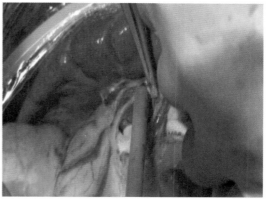

图7-20　清扫脾动脉近端

在清扫肝固有动脉、肝总动脉、脾动脉的过程中均应该打开动脉血管鞘清扫。用彭氏刮吸刀、超声刀可以很好地止血、吸引有利于解剖分离提高效率，一般用血管钳、电刀、剪刀也可以。

（13）清扫贲门右及小弯侧淋巴结NO.1、NO.3：助手把胃向下向右牵拉，首先清扫食管与胃小弯侧前壁淋巴脂肪组织，向下至胃预定切除线，同样方法清除食管、胃小弯侧后壁淋巴脂肪组织到胃预定切除线。在清扫贲门食管周围时切断迷走神经后干（图7-21）。

（14）断胃：于幽门下3cm切断十二指肠，距肿瘤上缘5~6cm切断胃，断胃可用直线型切割吻合器（图7-22）或Kocher钳切断，手工缝合。

（15）吻合：首选Billroth Ⅰ式吻合重建消化道，如果肿瘤下缘十分接近幽门十二指肠时，应选择Billroth Ⅱ式吻合。现在多用管状吻合器做吻合，安全、高效，可以缩短手术时间，减少麻醉药用量，有利于患者术后快速康复，尤其是老年患者。吻合后退出管状吻合器，吻合口周围可以将肌层加固，也可以不加固，要确保吻合口无张力和血供良好（图7-23、图7-24）。

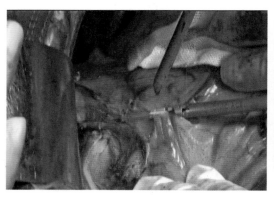

图7-21　清扫贲门右及小弯侧淋巴结

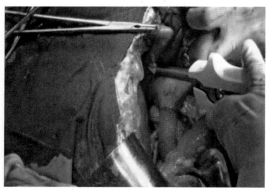

图7-22　直线型切割吻合器断胃

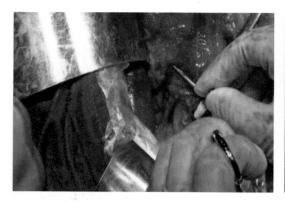

图7-23　十二指肠内放入管状吻合器抵钉座

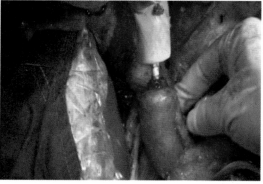

图7-24　管状吻合器从胃内置入行胃十二指肠Billroth Ⅰ吻合

　　胃管可放入胃内通过吻合口,注意"危险三角"的三针包埋加强缝合,术野观察无出血,清点纱布器械无误,无菌蒸馏水冲洗、浸泡腹腔后,安放引流管逐层关腹,敷料腹带外固定。

【术后处理】

　　术后要保持胃管的通畅,密切观察引流量的多少,是否有出血的情况,对放置的腹腔引流管同样要观察引流的量和颜色,还要观察心率、血压、体温、呼吸和氧饱和度,要注意尿量,对24小时出入量进行计量,作为术后补液的依据。血压下降,引流管或胃管内有血性液体要当心有出血的情况,做进一步的检查和治疗,如保守治疗无效有可能要再次手术处理。术后还要注意患者的血糖、营养、水电解质酸碱平衡,合理使用抗生素防止二重感染。胃癌根治术后并发症包括两大类,一类是直接和手术有关的并发症,如术后出血、切口感染、切口裂开、淋巴漏、胰瘘、吻合口瘘、十二指肠残端瘘、腹腔脓肿、胃瘫以及肠梗阻等;另一类是间接和手术有关的并发症,如肺部感染、胸腔积液、心脑血管意外、肺梗死、尿路感染等。其中吻合口瘘、胰瘘、腹腔脓肿和肺部感染常并称为胃癌手术相关四大并发症。

（赵聪　刘颖斌）

第八章
腹股沟疝的无张力修补手术

【解剖要点】

腹股沟疝手术需要精细的解剖与分离,掌握腹股沟区域的复杂解剖、建立三维透视空间概念,才能在此基础上进行修补重建。

1. 腹股沟区的解剖层次　作为术者,首先要掌握腹股沟区的解剖层次,以便明确手术操作在哪个层面进行。腹股沟区的解剖层次由浅入深可分为7层:① 皮肤。② 浅筋膜(Camper筋膜)。③ 深筋膜(Scarpa筋膜)。④ 肌肉层(腹外斜肌、腹内斜肌、腹横肌以及它们的腱膜)。⑤ 腹横筋膜。⑥ 腹膜外脂肪。⑦ 腹膜。

目前供临床使用的疝补片型号和形状各不相同,修补技术也不尽相同,但根据手术修补层面的不同可将其归纳分类为以下4种:① 腹横筋膜前修补,代表术式为Lichtenstein修补术、网塞修补术,在腹横筋膜上方进行。② 三明治(半腹膜前,UHS),主要是在腹横筋膜上下方进行。③ 腹膜前修补,开放式以Kugel修补术或预裁剪平片行前路腹膜前无张力疝修补术为代表、腔镜下以完全腹膜外疝修补术(TEP)和经腹膜前修补术(TAPP)为代表,是在腹横筋膜下方的腹膜外脂肪和腹膜之间的腹膜前间隙进行。④ 腹腔内修补(IPOM),在腹腔内进行。

2. 耻骨肌孔与手术的前后入路　耻骨肌孔(myopectineal orifice,MPO)1956年由法国学者Henry Rene Fruchaud首次所描述,故又称为Fruchaud孔。为一个独立的潜在的孔隙,近似四边形,有上、下、内、外4个边界。下界为骨盆的骨性边缘,此处骨盆为髂骨的前界,由耻骨梳韧带和耻骨肌覆盖,耻骨梳韧带为非常坚实的复合结构,是在耻骨结节与髂耻隆突间加强耻骨梳的骨膜。在内侧与腹股沟韧带相连,形成陷窝韧带。上界是腹前外侧壁的肌肉,分为两层,浅层由腹外斜肌组成,深层由腹内斜肌和腹横肌组成,深层肌肉在此形成腹股沟镰或联合腱。

耻骨肌孔被腹股沟韧带结构分为上、下两部分。在上方腹股沟水平处有精索(或子宫圆韧带)通过,而下方部分则有股神经、股动脉、股静脉和股管通过。在深部耻骨肌孔由腹横筋膜封闭,腹横筋膜外翻包绕在穿过此区域的精索或神经血管鞘结构周围。

腹股沟区的各型疝均来源于耻骨肌孔处的腹横筋膜层的薄弱或缺损：腹股沟直疝为Hesslbach三角，即腹股沟管后壁的缺损或薄弱；腹股沟斜疝是内环边缘的腹横筋膜层薄弱，导致内环扩大波及腹股沟管后壁；股疝是股管上口股环和下面的股口的扩张伴有覆盖股环的腹横筋膜层薄弱。

前入路是现代疝修补最常用的入路，视角同耻骨肌孔的前面观，以腹股沟管的位置作为切口，从腹壁由浅入深依次切开皮肤、皮下组织、腹外斜肌腱膜，打开腹股沟管游离精索进行修补手术，如Bassini手术、Shouldice手术、Lichtenstein无张力修补术及前路腹膜前无张力修补术。后入路（posterior approach），是相对前入路（anterior approach）而言，视角同耻骨肌孔的后面观，如TEP、TAPP和IPOM。

一、Lichtenstein无张力修补术

【手术体位】

取仰卧位或采用轻度头低脚高位（图8-1）。

【消毒铺巾】

1. 消毒 膝上15 cm到平肚脐之间，由手术中心开始向四周涂擦（图8-2）。

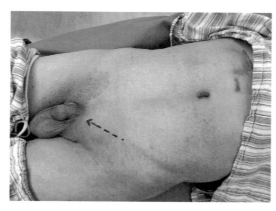

图8-1 手术体位及切口

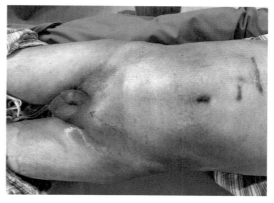

图8-2 消毒范围

2. 铺巾 皮肤消毒后可铺无菌布单，取4块布单，布巾折缘面向切口，先铺切口下侧，再铺术者对侧，铺切口上侧，最后手术者一侧（图8-3），步骤为①→②→③→④→⑤。

【切口选择】

取经内外环间平行于腹股沟之斜切口（图8-1）。

【手术步骤及技巧】

（1）切开皮肤、腹外斜肌腱膜和外环，保护好腱膜深面的髂腹下神经和髂腹股沟神经（图8-4）。提起已切开的腹外斜肌腱膜向深面钝性分离，向下到腹股沟韧带和髂耻束，向上到显露腹内斜肌、腹横肌腱弓。

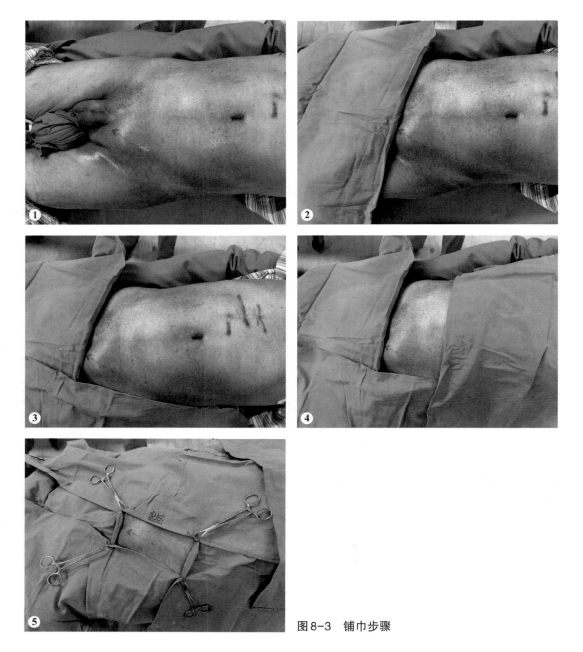

图8-3　铺巾步骤

（2）斜疝游离精索（图8-5），显露腹膜外脂肪层和腹壁下动静脉（图8-6）。

（3）在内环处找到并游离疝囊，疝囊小则不打开疝囊完整剥离，大则打开并横断疝囊（图8-7）。做高位游离，回纳疝囊。

（4）分离腹外腱膜下方的间隙，准备放置补片。

（5）裁剪补片（图8-8）。放置补片，缝合固定（图8-9），内侧超过耻骨结节2 cm，Hesselbash三角3～4 cm，外侧方超过内环5～6 cm，补片的尾端呈燕尾交叉。

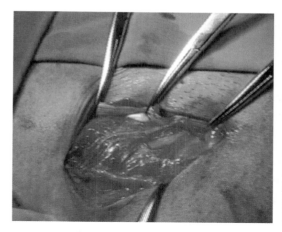

图 8-4　显露髂腹下神经

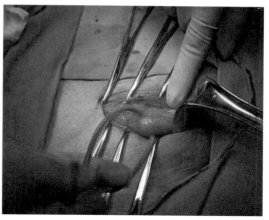

图 8-5　游离精索

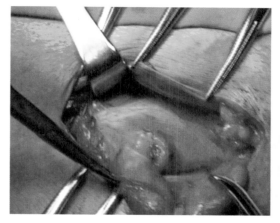

图 8-6　显露腹膜外脂肪层和腹壁下动静脉

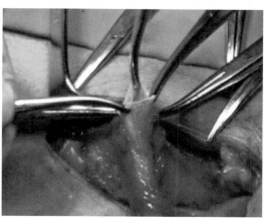

图 8-7　打开疝囊

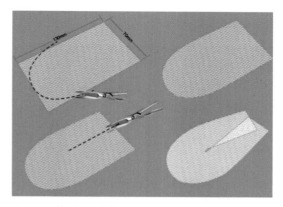

图 8-8　裁剪补片［该图引自《成人腹股沟疝诊疗指南》（2014 年版）］

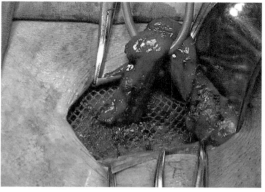

图 8-9　缝合固定补片

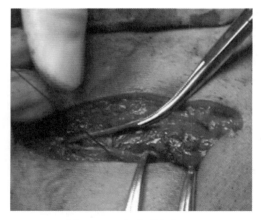

图8-10　逐层关闭切口

（6）缝合腹外斜肌腱膜，常规逐层关闭切口（图8-10）。

二、腹腔镜全腹膜外修补术（TEP）

【手术体位】

取平卧位，头低脚高10°～15°。气管内插管，全身麻醉。术者位于患者患侧的对侧进行操作，监视器置于手术台患侧下方或下方正中。

【手术步骤及技巧】

（1）第一套管的置入部位与方法采用开放式方法，于脐孔下0.5～1.0 cm处行1.0 cm左右的小切口，直至白线。将皮肤和皮下组织用皮肤拉钩向两侧牵拉，显露腹直肌前鞘（图8-11）。

（2）切开患侧腹直肌前鞘，暴露腹直肌，用皮肤拉钩将腹直肌向外侧牵开，进入到腹直肌背侧与腹直肌后鞘之间的间隙，用手指向下扩大此间隙，将10mm第一套管置入此间隙（图8-12）。注入CO_2气体。第2、3套管均使用5 mm套管，在脐孔与耻骨联合正中联线约上1/3和下1/3处穿刺入腹膜前间隙。

（3）镜推法建立腹膜前间隙（图8-13），分离腹膜前间隙。

（4）斜疝疝囊的分离：分离耻骨膀胱间隙和髂窝间隙后，找到疝囊。完全游离疝囊（图8-14），如疝囊较大不能完全回纳，在横断疝囊后一定要结扎关闭近端腹膜，以免补片外露与肠管发生粘连。

（5）将15 cm×10 cm大小的补片，卷曲成条索状，通过第一套管置入补片（图8-15），并展平（图8-16）。

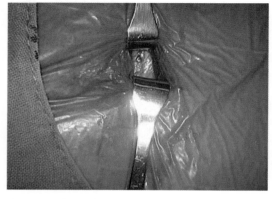

图8-11　将皮肤和皮下组织用皮肤拉钩向两侧牵拉，显露腹直肌前鞘

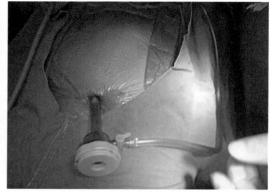

图8-12　第一套管置入腹膜前间隙

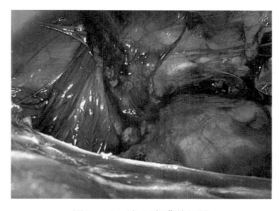

图8-13 建立腹膜前间隙

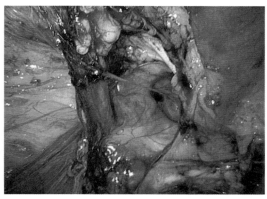

图8-14 完全游离疝囊

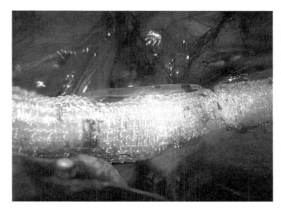

图8-15 置入补片

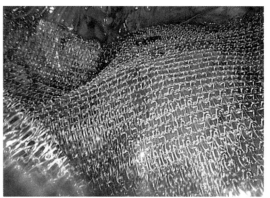

图8-16 展平补片

（6）释放CO_2气体用器械将补片的下缘压住，在直视下将CO_2气体缓缓放出，这样可保证补片被腹膜覆盖而不会引起卷曲。TEP中阴囊气肿发生率高于TAPP，因此在拔除套管之前不要忘记释放阴囊内的气体。

【术后处理】

无张力疝修补术术后常见并发症包括切口的感染、疝补片的感染、血清肿、腹股沟区的慢性疼痛、睾丸萎缩、疝的复发。术后当日应密切注意患者呼吸、体温、脉搏、血压的变化，预防手术的并发症。注意观察切口周围有无出血、感染，阴囊有无水肿，腹股沟区有无疼痛，疝有无复发。

（谢晓峰）

第九章
腹腔镜胆囊切除术

【解剖要点】

胆囊位于肝脏面右纵沟前部胆囊窝内,该窝又称胆囊床。胆囊借疏松组织附着于肝脏,少数人有胆囊系膜,胆囊游离。胆囊分为胆囊底、体、颈、管四部分。胆囊管与肝总管、肝脏下缘所围成三角区域,称为胆囊三角(Calot 三角)。在胆囊三角疏松的结缔组织中有胆囊动脉、小淋巴管走行,常可见肝右动脉于肝总管右侧斜行进入右肝,偶有"变异胆管"在胆囊三角内直接进入胆囊或经胆囊三角区直接汇入右肝管、肝总管或胆总管。在左、右肝管肝外低位汇合时,胆囊三角解剖若将左肝管误认为肝总管,有可能将低位汇入的右肝管误当作胆囊管而损伤。由此所见,无论开腹胆囊切除(OC),还是腹腔镜胆囊切除(LC),如何处理胆囊三角是手术成败的关键,正确解剖胆囊三角是预防和避免肝外胆管、肝右动脉等损伤,确保腹腔镜胆囊切除顺利进行的先决条件。

1. **胆囊动脉** 胆囊动脉通常在胆囊三角内,起自肝右动脉70%~75.5%,在肝总管前或后方进入胆囊三角区,大多数要在此三角区寻找胆囊动脉,不可伤及较粗肝右动脉,尤其当胆囊动脉短小时,不可将较粗的肝右动脉误当作胆囊动脉而切断,以免发生右肝缺血,导致右肝萎缩,甚至坏死。还有24.5%~30%胆囊动脉起自肝左动脉、肝总动脉、胃十二指肠动脉或肠系膜上动脉。在LC分离时应防止损伤其后方的肝总管、胆总管,最好靠近胆囊颈侧分离胆囊动脉,不可轻易使用电凝电切。胆囊动脉分支数因来源和行径不同可有不同,其中1支者占70.20%,2支者占29.35%,3支以上者在胆囊三角区行径较少见。在胆囊动脉处理时,不能满足一支动脉的安全处理,在LC中胆囊的后支处理不当,导致术中出血最为常见,甚至因忙乱出血而损伤肝总管或胆总管。

2. **胆囊管** 胆囊管一般长2.5~4 cm,直径2~3 mm,其上部膨出形成哈特曼(Hartmann)袋。近胆囊颈的一端管腔内有螺旋皱襞,称为Hesister瓣,而近胆总管的一端则内壁光滑。该瓣有调节胆汁进出的作用,可使胆囊管不至过度膨大或缩小,是胆石嵌顿的好发部位。胆囊颈、管部结石嵌顿时,胆囊管因被动扩张而缩短,甚至看不到正常胆囊管,此时极易误将胆总管当作"胆囊管"而处理,LC中发生胆总管横断损伤多属此类。胆囊管通常与肝总管向下构成胆总管,Johmston和Anson将其汇合方式分为角型(64%)、平行型(23%)、螺旋型(13%)。在平行型或螺旋型汇合时,分离胆囊管易损伤肝总管,不能轻易用电器分离,尽可能使用锐性分离及推扒钝性分离。LC中胆囊管残端过长,也常发生于这两种类型。胆囊管还有其他汇合异常,尤其是胆囊管汇合于右肝管,若胆囊管过短易将右肝管误当作"胆囊管"切断,发生右肝管横断损伤。

3. 变异胆管 以往一直称为异常的"副肝管"。16%的人在胆囊三角内有异常的"副肝管",直径2~3 mm。这些"副肝管"进入胆囊、肝总管或胆总管,大多来自右肝后叶肝内。术前ERCP或MRCP和术中经胆囊管造影有助于发现变异的胆管,在临床由于成本较高和操作复杂暂难以广泛应用。在LC中胆囊三角解剖力求精细,遇到管状结构不可轻易切断,应"跟踪追击",看清来路去向是预防和避免变异胆管损伤的关键。

4. 肝右动脉 通常起源肝固有动脉,约有87%的肝右动脉经肝总管的后面或前方进入胆囊三角内左上角,3%肝右动脉位于胆囊旁1 cm的范围内,易被误认为胆囊动脉而切断,还有少数异常的肝右动脉起自肠系膜上动脉或胃十二指肠动脉等,常在胆总管右侧伴行进入胆囊三角,LC时也易发生误伤。

【手术体位】

仰卧位、头高脚低,右侧略抬高(图9-1)。

【消毒铺巾】

1. 消毒 准备卵圆钳2把,碘伏棉球若干。消毒范围上至两乳头连线,下至耻骨联合两侧至腋中线(图9-2)。

2. 铺巾 皮肤消毒后可铺无菌布单,远侧-近侧、相对污染-清洁(4张治疗巾、中单、解剖单2层),层数4~6层(图9-3)。

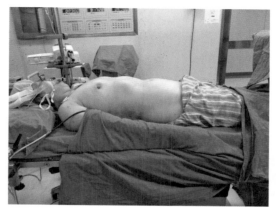

图9-1 手术体位

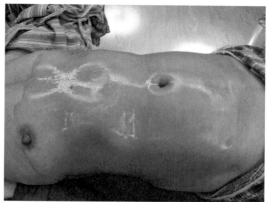

图9-2 消毒范围

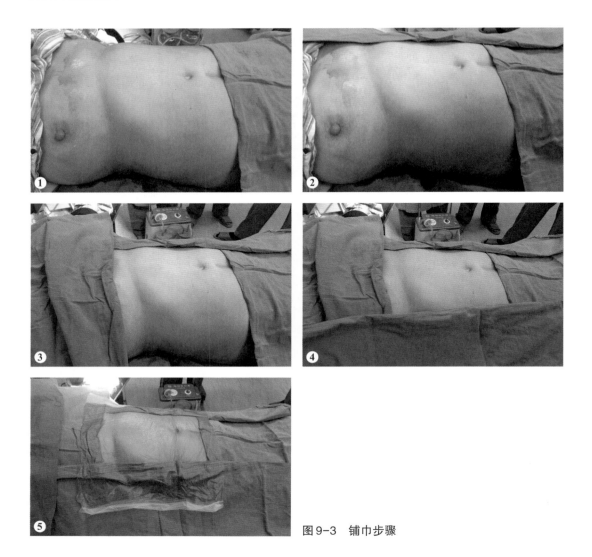

图9-3 铺巾步骤

【切口选择】

腹腔穿刺（三孔法）：脐部（观察孔），剑突下（主操作孔），右侧肋缘下锁骨中线处（辅助操作孔）。（图9-4～图9-6）

【手术步骤及技巧】

（1）建立操作孔（上已述）。

（2）解剖Calot三角区：用抓钳抓住胆囊颈部或Hartmann囊，向右上方牵引。最好将胆囊管牵引与胆总管垂直，以便明显区分两者，但注意不能把胆总管牵引成角。

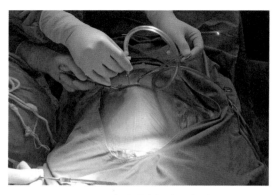

图9-4 腹腔穿刺，建立气腹

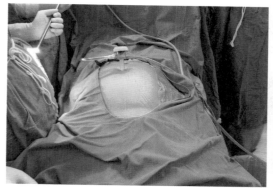

图9-5 观察孔置入Trocar

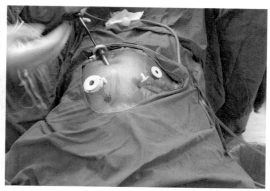

图9-6 主操作孔、辅助操作孔置入Trocar

用超声刀把胆囊管上的浆膜切开,钝性分离胆囊管及胆囊动脉,分清胆总管和肝总管。因该处离胆总管较近,尽量少用超声刀,以免误伤胆总管。用超声刀上下游离胆囊管,并看清胆囊管和胆总管的关系。在尽量靠近胆囊颈的地方上钛夹,两个钛夹之间应有足够的距离,钛夹距胆总管至少应有0.5 cm。在两钛夹之间用剪刀剪断,不能用超声刀切断以防热传导而损伤胆总管。而后在其后内方找到胆囊动脉,并置钛夹剪断或予超声刀直接电凝离断。切断胆囊管后不能用力牵拉,以免拉断胆囊动脉,并注意胆囊的后支血管,仔细剥离胆囊(图9-7～图9-9)。

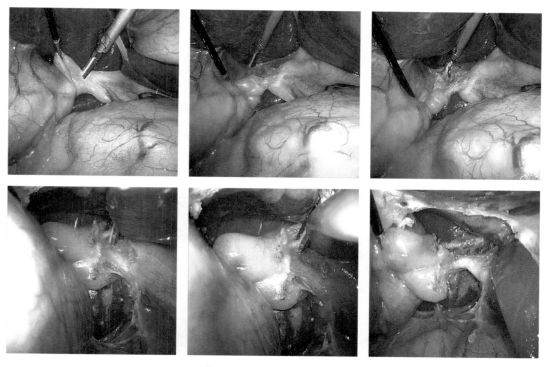

图9-7 解剖Calot三角区

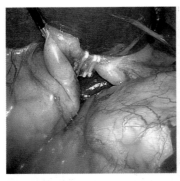
图9-8　Hem-o-lock夹闭胆囊管

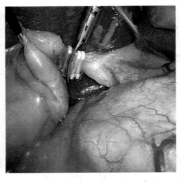
图9-9　离断胆囊管

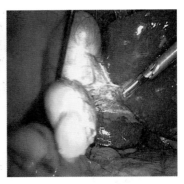
图9-10　剥离胆囊

（3）切除胆囊：夹住胆囊颈向上牵引，沿着胆囊壁小心剥离。将胆囊完整地剥下，放在肝右上方。肝床用电凝止血，用生理盐水仔细冲洗，检查有无出血和胆漏（在肝门部置一纱布块，取出后检查有无胆汁染色）。吸尽腹腔内积水后将腹腔镜转换到剑突下套管中，让出脐部切口，以便下一步从结构比较松弛、容易扩张的脐部切口取出＞1 cm的含结石的胆囊，如果结石较小也可以从剑突下的戳孔取出（图9-10）。

（4）取出胆囊：从剑突处的套管中将有齿抓钳送入腹腔，在监视下抓住胆囊管的残端，将胆囊慢慢地拖入套管鞘内，连同套管鞘一起拔出。在抓胆囊时要注意将胆囊放在肝上，以避免锋利的钳齿误伤肠管。如果结石较大或胆囊张力高，切不可用力拔出，以免胆囊破裂，结石和胆汁漏入腹腔。这时可用血管钳将切口撑大后取出，也可用扩张器把该切口扩张至2.0 cm，如果结石太大可将该切口延长。如有胆汁漏至腹腔，应用湿纱布从脐部切口进入将胆汁吸净。结石太大不能从切口中取出时也可以先把胆囊打开，用吸引器吸干胆囊内的胆汁，钳碎结石后一一取出，如果发现有结石落入腹腔中要予取尽（图9-11）。

（5）检查腹腔内无积血和液体后拔出腹腔镜，打开套管的阀门排出腹腔内的CO_2气体，然后拔出套管。在放置10 mm套管的切口用细线做筋膜层缝合1～3针，将各切口用无菌胶膜闭合（图9-12）。

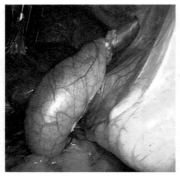
图9-11　取出胆囊

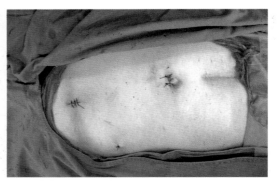
图9-12　缝合切口

【标本】

见图9-13、图9-14。

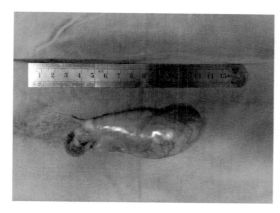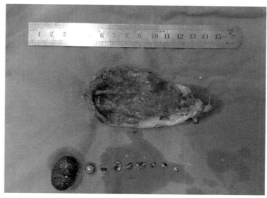

图9-13 剖开的标本与结石

【术后处理】

1. 术后生命体征和意识变化的处理 术后3～6小时内密切观察患者心率、血压、血氧饱和度,做好心理疏导防止精神紧张引起血压升高、心率加快,伤口疼痛可给予止痛治疗。持续低流量给氧,使氧饱和度维持在96%以上,观察呼吸频率和节律,防止高碳酸血症和低氧血症。保持呼吸道通畅,头偏向一侧,鼓励患者及时咳痰,避免剧烈呕吐,以免误吸。

2. 术后并发症的处理

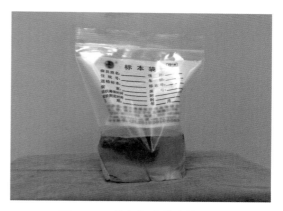

图9-14 装入标本袋中的标本

(1)肝外胆管损伤及胆漏:术后患者持续腹痛发热者应考虑并发症,注意观察体温及腹部体征变化以及引流物的颜色、量、性质等。

(2)腹腔出血:是LC术常见并发症,多发生在术后8小时内,若30分钟引流量在50 ml应警惕腹腔出血的发生。出血量大于600 ml患者表现为心率加快,出血量在1 200 ml则有血压下降,必须严密观察心率血压及引流量的变化。

(3)皮下气肿:一般无需特殊处理,术后3～5日可自行消失。

(张浩 汤雪峰)

第十章
腹腔镜结、直肠癌手术

第一节　腹腔镜结肠癌手术

【解剖要点】

成人结肠全长平均约150 cm（120～200 cm）。包括盲肠、升结肠、横结肠、降结肠和乙状结肠，下接直肠。结肠有3个解剖标志，即结肠袋、肠脂垂和结肠带。盲肠以回盲瓣为界与末端回肠相连接。回盲瓣具有括约功能，由于它的存在，结肠梗阻易发展为闭袢性肠梗阻。盲肠为腹膜内位器官，故有一定的活动度，其长度在成人约为6 cm，盲肠过长时，易发生扭转。升结肠与横结肠延续段称为结肠肝曲，横结肠与降结肠延续段称为结肠脾曲，肝曲和脾曲是结肠相对固定的部位。升结肠和降结肠为腹膜间位器官，前面及两侧有腹膜遮盖，后面以疏松结缔组织与腹后壁相贴，故其后壁穿孔时可引起严重的腹膜后感染。横结肠和乙状结肠为腹膜内位器官，完全为腹膜包裹，是结肠中活动度较大的部分，乙状结肠若系膜过长则易发生扭转。结肠的肠壁分为浆膜层、肌层、黏膜下层和黏膜层。

右半结肠血供由肠系膜上动脉所供应，分出回结肠动脉、右结肠动脉和中结肠动脉；左半结肠血供是由肠系膜下动脉所供应，分出左结肠动脉和数支乙状结肠动脉。静脉和动脉同名，经肠系膜上静脉和肠系膜下静脉而汇入门静脉。结肠的淋巴结分为结肠上淋巴结、结肠旁淋巴结、中间淋巴结和中央淋巴结4组，中央淋巴结位于结肠动脉根部及肠系膜上、下动脉的周围，再引流至腹主动脉周围淋巴结。支配结肠的副交感神经左右侧不同，迷走神经支配右半结肠，盆腔神经支配左半结肠。交感神经纤维则分别来自肠系膜上和肠系膜下神经丛。

一、腹腔镜辅助根治性右半结肠切除术

【手术体位】

患者仰卧，采用15°～30°头高脚低位，水平分腿固定，呈"大"字形，气腹建立开始手术

时手术台向左侧倾斜15°～30°（图10-1）。

【消毒铺巾】

1. 消毒　上腹部手术消毒范围上至乳头，下至耻骨联合，两侧至腋中线，切口周围15 cm的区域，由手术中心向四周消毒。

2. 铺巾　先从下面铺第1块消毒巾，然后按逆时针方向铺其余3块消毒巾。

【穿刺器位置】

通常采用4孔法，脐孔作为观察孔，置入30°腹腔镜镜头，左下腹置入12 mm穿刺器为主操作孔。左上腹和右下腹各5 mm作为辅助操作孔。

【手术步骤及技巧】

（1）建立气腹：脐上缘作10 mm皮肤切口，用Veress针建立气腹并置入套管。

（2）探查腹腔：从脐孔置入腹腔镜镜头，按照由远到近的原则循序探查，最后探查病灶。一般顺序为腹膜–肝脏–胃，胆囊–大网膜–小肠–除肿瘤部位外的结肠–盆腔–血管根部淋巴结–肿瘤原发灶。

（3）处理回结肠血管：手术采用中间入路。向外上方牵拉距离回盲部20 cm回肠，显露回结肠动静脉的血管投影，沿该投影自远端向近端用超声刀打开右结

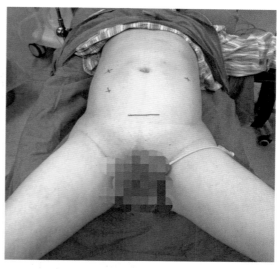

图10-1　手术体位

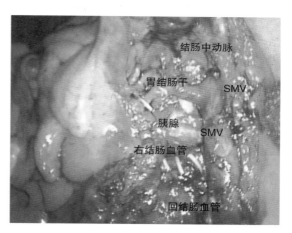

图10-2　骨骼化回结肠血管

肠系膜，骨骼化回结肠动静脉，直至汇入肠系膜上动静脉处（图10-2），清扫回结肠血管根部的淋巴结。分别于血管根部施夹两枚结扎夹后切断；有的外科医生习惯直接寻找肠系膜上静脉主干，但是一些肥胖患者寻找比较困难，回结肠血管解剖变异比较少，所以从回结肠血管找肠系膜血管主干相对比较容易。

（4）处理右结肠血管：继续沿肠系膜上静脉前方打开血管鞘，向上分离至Henle胃结肠共同干并将其骨骼化，解剖出右结肠静脉和胃网膜右静脉，于右结肠静脉根部肽夹夹闭离断。于静脉左侧，肠系膜上动脉发出的右结肠动脉根部肽夹夹闭离断，清除了肠系膜上淋巴结（图10-3）。要注意有部分患者会出现右结肠血管缺如。

（5）处理结肠中血管：继续沿肠系膜上动静脉向上解剖，显露结肠中动静脉及其左右分支，保留左血管，清扫右血管根部淋巴结，右血管根部肽夹夹闭离断（图10-4）。一

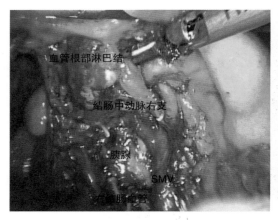

图 10-3　骨骼化右结肠血管

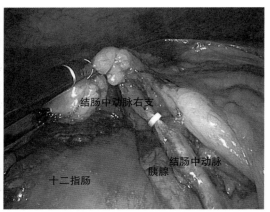

图 10-4　离断结肠中动脉右支

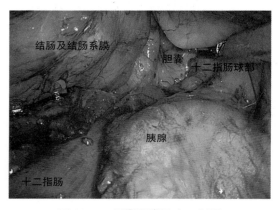

图 10-5　显露胆囊及十二指肠

定要寻找到结肠中动脉主干，不要误将主干当作结肠中动脉右支，造成横结肠缺血坏死。

（6）游离右半结肠：从肠系膜上静脉右侧开始，在一定张力情况下，切开右结肠系膜后叶 Toldts 筋膜和 Gerota 筋膜疏松间隙作钝性分离，向上、向下外剥离右半结肠，沿右侧生殖腺血管和输尿管表面的腹内筋膜浅层分离，上达十二指肠降段、水平段其始部和胰头前方，直至分离至结肠肝曲胆囊下间隙（图 10-5）；切除右 Toldts 筋膜、胰头十二指肠前筋膜，完整地切除结肠系膜前后叶，清扫淋巴结。这里一定要解剖进入正确的平面，解剖肠系膜上静脉及结肠中血管根部时容易出血，有可能是胃肠共同干或者是胰头处的出血，一旦出血，千万不要盲目钳夹，避免损伤十二指肠，压迫止血可以取得良好的效果；解剖平面正确，在分离右半结肠时，透过薄薄的纤维性膜可以清楚地显露右侧精索/卵巢血管和右侧输尿管及其走向，可以避免对其损伤。

（7）离断右胃结肠韧带：使横结肠处于向下、向左的自然悬垂状态，从十二指肠球部开始，在十二指肠降部前面、幽门下胃网膜血管弓下，沿胃大弯自左向右将胃结肠韧带与横结肠系膜前叶紧密粘连处的横结肠系膜前叶分离、离断，右至肝结肠韧带水平，下至胰腺下缘胰固有筋膜表面，最后，在拟切断横结肠处分离、切开其上附着的大网膜。

（8）分离侧腹膜：将回盲部向左侧牵拉，于壁腹膜及肠管浆肌层结合部切开升结肠外侧侧腹膜。将升结肠推向中线并向左侧牵引，沿右结肠旁沟、自髂窝至结肠肝曲离断升结肠外侧侧腹膜。

（9）游离结肠肝曲：向下牵拉结肠肝曲，显露肝结肠韧带和右膈韧带，沿肝脏下缘、右Gerota筋膜表面，先后离断肝结肠韧带和右膈韧带，游离结肠肝曲，与回盲部开始剥离平面汇合后，完成整个右半结肠的游离。

（10）切除右半结肠：停止气腹，放气腹，经右侧腹直肌做一约5 cm切口（根据肿瘤大小决定），切口置入切口保

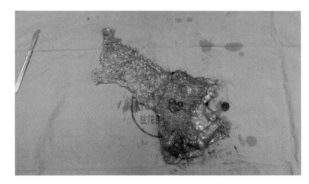

图10-6 切除标本

护套，保护切口，将右半结肠拉出体外，在直视下离断10～15 cm末端回肠和右侧横结肠，确保肠管切除线距离病灶大于10 cm，切除右半结肠包括肿瘤、结肠系膜和足够肠段（图10-6）。

（11）回肠横结肠吻合：根据回肠和横结肠断端的大小，在确保肠管无扭转的前提下，可以选择体外手工完成回肠横结肠端端或端侧吻合，或使用侧侧吻合器行功能性侧侧吻合。

（12）冲洗及引流：关闭辅助切口，重新建立气腹，用蒸馏水冲洗腹腔，检查手术创面有无出血、渗血，肠管有无张力，于右结肠旁沟留置负吸引流管一根，手术结束。

二、腹腔镜根治性左半结肠切除术

【手术体位】

改良截石体位（图10-7）。

【消毒铺巾】

1. 消毒 下腹部手术消毒范围，上至剑突，下至大腿上1/3，两侧至腋中线。切口周围15 cm的区域，由手术中心向四周消毒（图10-7）。

2. 铺巾 先从下面铺第1块消毒巾，然后按逆时针方向铺其余3块消毒巾。（图10-8）。

【穿刺器位置】

脐部上缘放置10 cm穿刺器。右侧髂前上棘和脐连线中外1/3处做12 mm穿刺器穿刺、右侧脐上腹直肌外缘和左侧相对应位置分别做5 mm戳孔并置入套管（图10-9）。

【手术步骤及技巧】

（1）脐上缘做10 mm戳孔并置入套管（图10-10）。

（2）探查腹腔如右半结肠所述（图10-11）。

（3）清扫肠系膜下血管根部淋巴结：改换头低脚高右倾体位，助手将小肠推向右侧腹腔，显露左侧结肠系膜，于骶骨岬水平为始，沿腹主动脉向上剥离肠系膜，裸化肠系膜下动脉及其静脉，清扫周围淋巴结。

（4）处理左结肠血管：于乙状结肠系膜根部解剖显露肠系膜下动脉后，沿其主干锐性分离显露左结肠动脉后，根部施夹切断之（图10-12）；尽量保留肠系膜下动脉，保护左

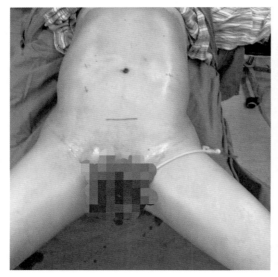

图10-7　手术体位及消毒范围

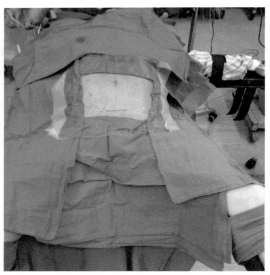

图10-8　铺巾范围

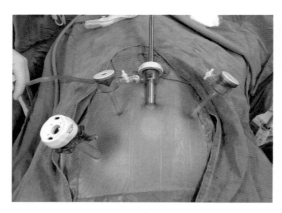

图10-9　穿刺器位置

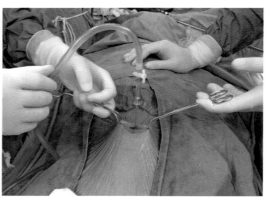

图10-10　建立气腹

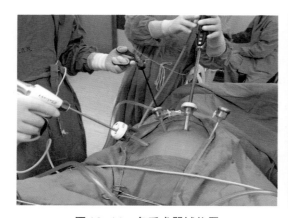

图10-11　各手术器械位置

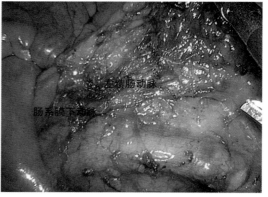

图10-12　显露左结肠动脉

侧结肠术后血供,减少术后吻合口瘘可能。

(5)处理肠系膜下静脉:于十二指肠外侧皱襞胰尾下缘根部切断肠系膜下静脉(图10-13);尽量使用钝性分离,减少超声刀使用,在肠系膜下静脉左边就是左侧输尿管,避免损伤(图10-14)。

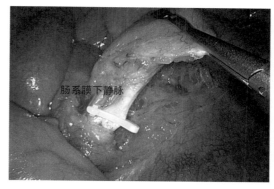

图10-13 离断肠系膜下静脉

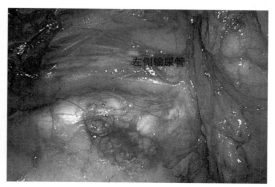

图10-14 保护左侧输尿管

(6)游离左半结肠系膜:从肠系膜下静脉左侧开始,提起切开的结肠系膜游离缘,在Toldt筋膜和Gerota筋膜之间作钝性分离,上缘达十二指肠水平部、胰尾下缘和脾下极,下缘达骶骨岬,外侧达降结肠后缘。

(7)分离左侧侧腹膜:将乙状结肠拉向内侧,切断乙状结肠侧腹膜、左侧结肠旁沟后腹膜,与先前剥离系膜会师,继续向近端分离达结肠脾曲(图10-15)。

(8)分离左侧胃结肠韧带:从胃网膜血管弓中点开窗,沿胃网膜左动脉下缘,分离左侧胃结肠韧带。最好使切开线距离结肠1.0 cm,避免结肠热损伤。

(9)分离脾结肠韧带:将结肠轻轻向右下方牵拉,离断脾结肠韧带。牵拉一定要轻柔,避免撕裂脾包膜,导致损伤脾脏,切除脾脏,至此左半结肠和其完整系膜已完全游离。

(10)离断左半结肠:腹腔内切断降结肠与乙状结肠结合部。要注意的是肿瘤离此切端要大于10 cm(图10-16)。

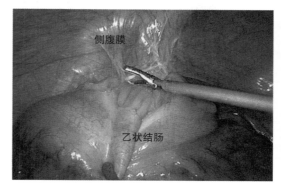

图10-15 分离侧腹膜

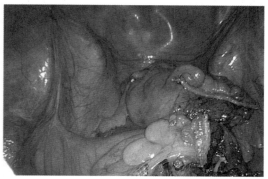

图10-16 切断结肠

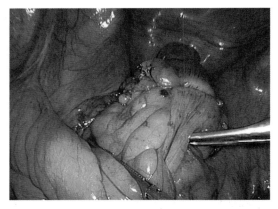

图 10-17　腔镜下器械吻合

（11）切除左半结肠：停止气腹，左侧经腹直肌做一约5 cm辅助切口，逐层进腹，置入切口保护套后，将根治标本拖出切口外，距肿瘤10 cm以上处切断横结肠，近端放入吻合器的抵针座，然后将吻合肠段放入腹腔。

（12）横结肠-乙状结肠吻合：重建气腹，腔镜下行横结肠乙状结肠端端器械吻合（图10-17），冲洗腹腔（图10-18）。降结肠旁沟置入负吸引流一根（图10-19），解除气腹，拔除套管，缝合切口，手术结束。

【标本】

1. 根据肿瘤的大体形态分类

（1）肿块型：肿瘤向肠腔内生长，好发于右侧结肠，特别是盲肠（图10-20）。

（2）浸润型：沿肠壁浸润，容易引起肠腔狭窄和肠梗阻，多发生于左侧结肠（图10-21）。

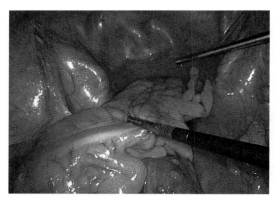

图 10-18　冲洗腹腔

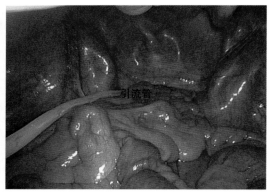

图 10-19　留置引流管

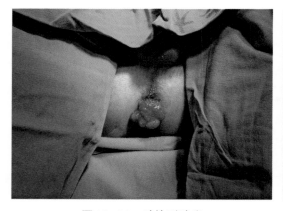

图 10-20　肿块型肿瘤

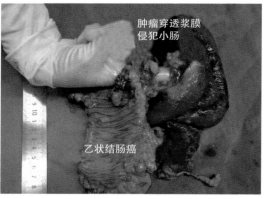

图 10-21　肿瘤侵犯小肠

（3）溃疡型：其特点是向肠壁深层生长并向周围浸润，是结肠癌常见类型（图10-22）。

2. 根据显微镜下组织学分类

（1）腺癌：占结肠癌的大多数。

（2）黏液癌：预后较腺癌差。

（3）未分化癌：易侵入小血管和淋巴管，预后最差。

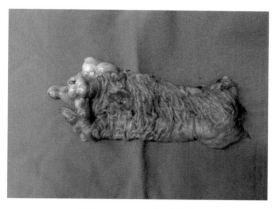

图10-22　溃疡型肿瘤

【术后处理】

（1）术后当日应观察患者生命体征包括呼吸、体温、脉搏、血压，引流管颜色以及量。

（2）术后叮嘱患者尽可能保持半卧位、深吸气、咳嗽咳痰，减少术后肺不张及肺部感染。

（3）术后询问患者排便排气情况，排气后可拔除胃管开始进食流质。

（4）术后3日拔除导尿管，鼓励患者下床活动，减少术后下肢血管血栓形成。

（5）术后观察患者引流管引流液颜色、量，一般术后4～5日拔除，如发现引流液有粪质，考虑肠瘘可能，要保持引流通畅，加强抗感染及营养支持治疗，保守治疗一般有效，如在保守治疗中出现高热，腹膜炎体征则须再次手术。

第二节　腹腔镜直肠癌手术

【解剖要点】

直肠位于盆腔的后部，平骶髂处上接乙状结肠，沿骶、尾骨前面下行，穿过盆隔转向后下，至尾骨平面与肛管相连。上部直肠与结肠粗细相同，下部扩大成直肠壶腹，是暂存粪便的部位。直肠长度为12～15 cm，分为上段直肠和下段直肠，以腹膜返折为界。上段直肠的前面和两侧有腹膜覆盖，前面的腹膜返折成直肠膀胱陷凹或直肠子宫陷凹。如该陷凹有炎性液体或腹腔肿瘤盆底种植转移时，直肠指诊可以帮助诊断；如有盆腔脓肿可穿刺或切开直肠前壁进行引流。下段直肠全部位于腹膜外。男性直肠下段的前方借直肠膀胱隔与膀胱底、前列腺、精囊、输精管壶腹及输尿管盆段相邻。女性直肠下段借直肠阴道隔与阴道后壁相邻。直肠后方是骶、尾骨和梨状肌。直肠的肌层与结肠相同。直肠环肌在直肠下端增厚而成为肛管内括约肌，属不随意肌，受自主神经支配，可协助排便，无括约肛门的功能。直肠纵肌下端与肛提肌和内、外括约肌相连。直肠黏膜紧贴肠壁,内镜下与结肠黏膜易于区别,看不到结肠黏膜所形成的螺旋形皱襞,但在直肠壶腹部有上、中、下三条半月形的直肠横襞,内含环肌纤维,称为直肠瓣。直肠下端由于与口径较小且呈闭缩状态的肛管相接,直肠黏膜呈现8～10个隆起的纵形皱襞,称为肛柱。肛柱基底之间有半月形皱襞,称为肛瓣。肛瓣与肛柱下端共同围成的小隐窝,称肛窦。窦口向上,肛门腺开口于此。窦内容易积存粪屑,易于感染而发生肛窦炎。肛管与肛柱连接的部位,有三角形的乳头状隆起,称为肛乳头。肛瓣边缘和肛柱下端共同在直肠和肛管交界处形成一锯齿状的环形线,称齿状线。齿状线是直肠与肛管的交界线。胚胎时期齿状线是内、外胚层的交界处,故齿状线上、下的血管、神经及淋巴来源都不同,是重要的解剖学标志。

齿状线以上的供应动脉主要来自肠系膜下动脉的终末支——直肠上动脉,其次为来自髂内动脉的直肠下动脉和骶正中动脉;齿状线以下的血液供应为肛管动脉;它们之间有丰富的吻合。直肠肛管有2个静脉丛,直肠上静脉丛位于齿状线上方的黏膜下层,汇集成数支小静脉,穿过直肠肌层汇成为直肠上静脉,经肠系膜下静脉回流入门静脉;直肠下静脉丛位于齿状线下方,在直肠、肛管的外侧汇集成直肠下静脉和肛管静脉,分别通过髂内静脉和阴部内静脉回流到下腔静脉。

直肠肛管的淋巴引流亦是以齿状线为界,分上、下两组。上组在齿状线以上,有3个引流方向,向上沿直肠上动脉到肠系膜下动脉旁淋巴结,这是直肠最主要的淋巴引流途径;向两侧经直肠下动脉旁淋巴结引流到盆腔侧壁的髂内淋巴结;向下穿过肛提肌至坐骨肛管间隙,沿肛管动脉、阴部内动脉旁淋巴结到达髂内淋巴结。下组在齿状线以下,有两个引流方向,向下外经会阴及大腿内侧皮下注入腹股沟淋巴结,然后到髂外淋巴结;向周围穿过坐骨直肠间隙沿闭孔动脉旁引流到髂内淋巴结。上、下组淋巴网有吻合支,因此,直肠癌有时可转移到腹股沟淋巴结。

以齿状线为界,齿状线以上由交感神经和副交感神经支配。交感神经主要来自骶前(上腹下)神经丛。该丛位于骶前,腹主动脉分叉下方。在直肠固有筋膜外组合成左右2支,向下走行至直肠侧韧带两旁,与来自骶交感干的节后纤维和第2～4骶神经的副交感神经形成盆(下腹下)神经丛。骶前神经损伤可使精囊前列腺失去收缩能力,不能射精。直肠的副交感神经对直肠功能的调节起主要作用,来自盆神经,含有连接直肠壁便意感受器的副交感神经。直肠壁内的感受器在直肠上部较少,愈往下部愈多,直肠手术时应予以注意。第2～4骶神经的副交感神经形成盆神经丛后分布于直肠、膀胱和海绵体,是支配排尿和阴茎勃起的主要神经,所以亦称勃起神经。在盆腔手术时,要注意避免损伤。齿状线以下的肛管及其周围结构主要由阴部神经的分支支配。主要的神经分支有肛直肠下神经、前括约肌神经、会阴神经和肛尾神经。肛直肠下神经的感觉纤维异常敏锐,故肛管的皮肤为"疼痛敏感区"。肛周浸润麻醉时,特别是在肛管的两侧及后方要浸润完全。

一、腹腔镜辅助直肠癌根治术（Dixon）

【手术体位】

改良截石体位（图10-7）。

【消毒铺巾】

1. 消毒 见图10-7。

2. 铺巾 见图10-8。

【穿刺器位置】

见图10-9。

【手术步骤及技巧】

（1）脐上缘作10 mm戳孔并置入套管，见图10-10。

（2）探查腹腔如上述，见图10-11。

（3）游离乙状结肠系膜、系膜根部血管处理：一般采用中间入路，手术体位改换头低脚高右倾体位，将小肠推向右侧腹腔，将乙状结肠牵向外侧后，自右髂血管内侧缘锐性切开后腹膜，显露左侧结肠系膜，并向肠系膜下动脉根部锐性分离（图10-23），显露肠系膜下动脉后沿其主干锐性分离显露左结肠动脉及直肠上动脉，保留左结肠动脉离断直肠上动脉（图10-24）；保护左侧结肠术后血供，减少术后吻合口瘘可能。

（4）离断肠系膜下静脉：于肠系膜下静脉投影位置切开系膜，并沿静脉向近端锐性分离，于胰尾下缘根部施夹切断肠系膜下静脉；尽量使用钝性分离，减少超声刀使用，在肠系膜下静脉左边就是左侧输尿管，避免损伤。

（5）游离乙状结肠及部分直肠：向乙状结肠及直肠后缘锐性解离显露左侧输尿管以及生殖血管后（图10-25），并沿Toldts筋膜和Gerota筋膜间隙锐性分离至腹膜返折。

（6）游离直肠：牵起直肠上段，自骶岬骨水平沿骶前直肠固有筋膜后缘锐性向直肠远端锐性分离，同时切开直肠系膜两侧盆底腹膜，左右牵拉直肠上段，顺直肠后缘分离平

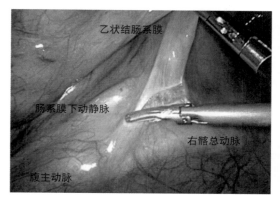

图10-23 游离肠系膜下动脉

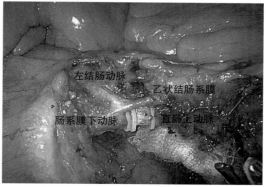

图10-24 离断直肠上动脉

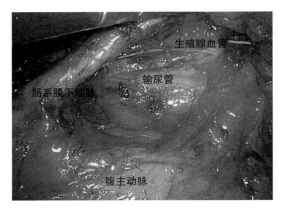

图 10-25　显露左侧输尿管及生殖血管

面呈弧形切开直肠两侧近盆侧壁的疏松脂肪组织,慢凝切断两侧直肠侧韧带(图10-26),直达肿瘤远端直肠,直至尾骨尖肛提肌平面;注意解剖层次,避免损伤盆底神经使患者术后性功能障碍(图10-27),避免损伤骶前血管,导致术中大出血。

(7)游离直肠前壁:抬起子宫后(女性患者),沿直肠两侧切开方向切开膀胱直肠凹腹膜返折,并于Denonvillers筋膜间隙锐性分离。女性患者注意保护阴道后壁(图10-28),男性患者注意保护精囊。

(8)离断直肠:直肠后缘分离切断骶直肠筋膜韧带后,在距肿瘤远端至少2 cm处用直线切割闭合器切断闭合直肠(图10-29)。

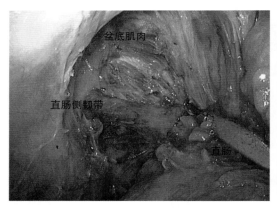

图 10-26　离断直肠侧韧带

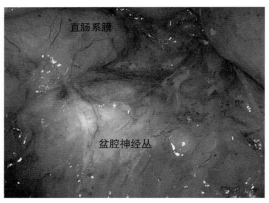

图 10-27　盆底神经丛

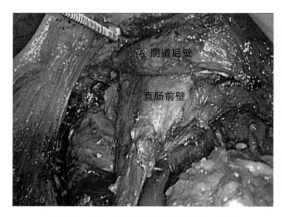

图 10-28　女性患者显露阴道后壁

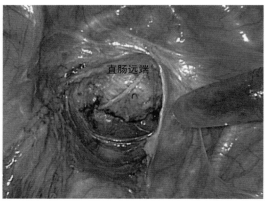

图 10-29　离断后远端直肠

（9）切除标本：解除气腹后，利用原右下腹 12 mm 穿刺器位置做一 5 cm 切口后，拖出游离肠段分离乙状结肠系膜后，距肿瘤近端至少 10 cm 施夹荷包钳（图 10-30），切断乙状结肠并移去标本，乙状结肠残端置入管型吻合器抵钉座，收紧缝线后回纳入盆腔内。

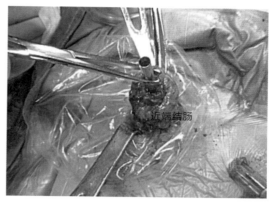

图 10-30　近端结肠置入吻合器钉座

（10）乙状结肠与直肠吻合：重建气腹后，经肛门插入吻合器机身（图 10-31），在腹腔镜监视下，穿刺锥经直肠残端中央处刺出（图 10-32），将乙状结肠断端下拉至盆腔内，接合穿刺锥和抵钉座（图 10-33），旋紧按钮击发吻合（图 10-34）；击发前必须检查系膜有无扭转。吻合口后缘留置负吸引流一根，理顺小肠后，解除气腹，拔除套管，缝合切口。

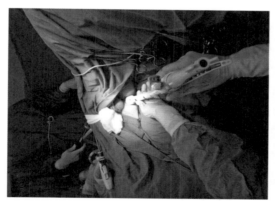

图 10-31　置入吻合器机身

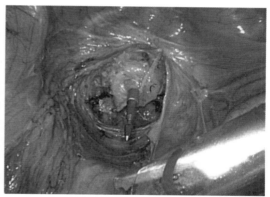

图 10-32　穿刺锥刺出远端直肠

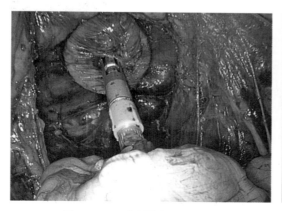

图 10-33　穿刺锥与钉座接合

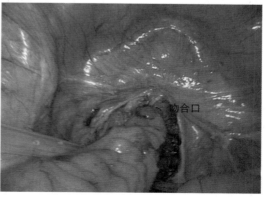

图 10-34　完成吻合

（11）预防性回肠造瘘：将距回盲部15 cm回肠自右下腹切口拖出腹腔，行预防性末端回肠造瘘，手术结束。一般低位直肠手术由于吻合口低，术后容易发生吻合口瘘，建议医生主动行回肠造口，3个月后回纳。

二、腹腔镜辅助直肠癌根治术（Miles术）

【手术体位】

见图10-7。

【消毒铺巾】

1. 消毒　下腹部手术消毒范围，上至剑突，下至大腿上1/3，两侧至腋中线。切口周围15 cm的区域，由手术中心向四周消毒。会阴部手术皮肤消毒范围包括耻骨联合、肛门周围及臀、大腿上1/3内侧。

2. 铺巾　见图10-8。

【穿刺器位置】

见图10-9。

【手术步骤及技巧】

（1）分离至肛提肌平面前的手术顺序和Dixon手术基本相同（图10-35）。唯一的区别是切割闭合器离断的是距离肿瘤近端10 cm的乙状结肠（图10-36）。

（2）造瘘肠管取出：于左下腹5 mm穿刺孔处切除3～4 cm直径皮肤及皮下脂肪，"十"字切开腹外斜肌腱膜，钝性分开腹直肌进入腹膜外间隙，然后腹腔内协同一起在腹膜外建立隧道，宽约4指，将近端拟造口肠断端提至腹壁外，备行造口。建议医生从侧腹膜将造口肠端提至体外，这样可以减少术后造口旁疝的发生。

（3）会阴部手术开始：荷包缝合肛门，呈梭形切口切开皮肤皮下，沿尾骨尖前逐渐深入并沿两侧逐渐扩大切口，后缘切断骶前筋膜后与盆腔贯通后，并分离扩大切口，将切断

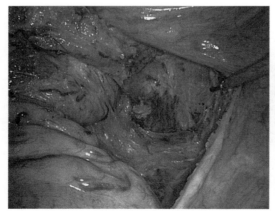

图10-35　游离直肠至肛提肌平面

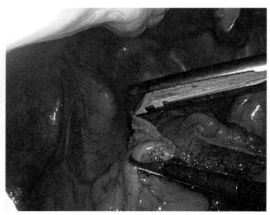

图10-36　离断乙状结肠

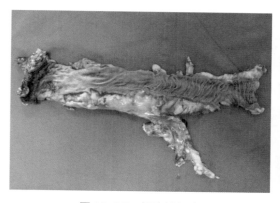

图10-37 根治性标本

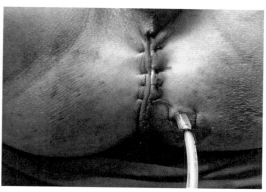

图10-38 会阴部切口

肠管断端拉出,沿两侧继续分离,切断两侧肛提肌,逐渐将根治标本切离,从会阴部取出(图10-37),于骶前留置负吸引流一根,间断缝合会阴部切口(图10-38)。分离前壁时男性要注意保护前列腺、女性要保护阴道后壁。

(4)永久性乙状结肠造瘘:间断缝合肠管周围与腱膜、皮下以及皮肤,做外翻式缝合(图10-39),手术结束。

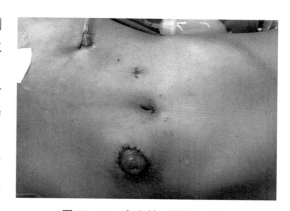

图10-39 永久性乙状结肠造瘘

【标本】

1. 根据肿瘤的大体形态分类

(1)溃疡型:肿瘤表面形成较深的溃疡,边缘隆起,形状为圆形或椭圆形,向四周浸润,易出血。由于分化程度较低,恶性程度高,转移早,预后差。

(2)肿块型:多见于髓样癌、菜花形癌。肿瘤呈结节状、息肉状或菜花状隆起,一般边界不清,向肠腔内突出,肿块增大时表面可产生溃疡,向周围浸润少,预后较好。

(3)浸润型:多见于硬癌或狭窄型癌。癌肿沿肠壁各层弥漫性浸润,使局部肠壁增厚肠腔狭窄,肿瘤表面一般无溃疡和隆起样病变,分化程度低,转移早且预后差。

2. 根据显微镜下组织学分类

(1)腺癌:癌细胞排列呈腺泡状或腺管状,进一步分化为管状腺癌和乳头状腺癌,占75%~85%,其次为黏液腺癌,占10%~20%。① 管状腺癌,癌细胞呈腺管或腺泡状排列。根据其分化程度可分为高分化、中分化和低分化。② 乳头状腺癌,癌细胞排列组成粗细不等的乳头状结构。③ 黏液腺癌,由分泌黏液的癌细胞构成,癌组织内有大量黏液为其特征,恶性度较高。④ 印戒细胞癌,肿瘤由弥漫成片的印戒细胞构成,胞核深染,偏于胞质一侧,似戒指样,恶性程度高,预后差。

（2）腺鳞癌：亦称腺棘细胞癌，肿瘤由腺癌细胞和鳞癌细胞构成。其分化多为中分化至低分化。腺鳞癌和鳞癌主要见于直肠下段和肛管，较少见。

（3）未分化癌：癌细胞弥漫呈片或呈团状，不形成腺管状结构，细胞排列无规律，癌细胞较小，形态较一致，预后差。结、直肠癌可以在一个肿瘤中出现两种或两种以上的组织类型，且分化程度并非完全一致，这是结、直肠癌的组织学特征。

【术后处理】

术后观察内容和腹腔镜结肠癌手术观察内容不尽相同，需要特别指出的是，腹腔镜直肠癌手术无论是保肛的 Dixon 手术或者是不保肛的 Miles 手术，很多患者都有造口肠袢在腹壁，要特别注意观察造口肠袢的血供情况，如出现血供差或者肠袢坏死必要时再次手术。

（孔宪诚　黄建平）

第十一章
急性阑尾炎手术

急性阑尾炎是外科常见的急腹症。外科手术是急性阑尾炎最有效的治疗手段。但急性阑尾炎的诊断、手术有时是比较困难的。急性阑尾炎病理分型：① 急性单纯性阑尾炎，阑尾充血水肿，有少量渗出。② 急性化脓性阑尾炎，阑尾充血水肿明显，阑尾表面有脓苔，腹腔内有脓性渗出（图11-1）。③ 急性阑尾炎坏疽穿孔，阑尾暗红缺血，局部发黑坏死，阑尾表面有脓苔，腹腔内有脓性渗出多伴有恶臭（图11-2）。

【解剖要点】

阑尾位于右下腹。阑尾根部起始于盲肠末端的后内侧。结肠表面有3条结肠带，同样在盲肠表面延行，最终汇集在阑尾根部，并于阑尾肌层相延续。结肠带的汇集点是手术中寻找和辨认阑尾的重要标志物。阑尾远端为盲端，开口处稍宽，越向下越细，呈细长漏斗状。通常是婴幼儿开口较大，年龄越大开口越小。开口越小越容易被粪块或其他异物堵塞。阑尾的头部可以有许多不同的指向，但临床意义不大。阑尾一侧有三角形的系膜，阑尾动脉行走其间。阑尾血管为回结肠动脉右髂窝的一个终末支，与其他血管之间没有交通，缺少侧支循环，一旦堵塞则血供完全中断。阑尾的长度常见为5～7 cm，通常直径为0.5～1.0 cm。但是阑尾的大小跨度很大，有短至1 cm的，也有长达20 cm的；有细如笔芯直径0.2 cm的阑尾，也有手指样粗直径达1.5 cm的。阑尾腔梗阻时腔内分泌物积聚，压力增加明显，容易引起阑尾坏死。阑尾炎症肿胀后也较易发生终末阑尾血管的堵塞，使阑尾更加容易坏疽穿孔。阑尾的体表投影称麦克伯尼点（McBurney，简称麦氏点）位于右髂前上棘与脐孔连线中外1/3处。是阑尾根部在腹部体表的投影点。急性阑尾炎右下腹压痛大多位于此。由于阑尾根部起始于盲肠末端，故可随盲肠位置而改变，因此压痛点可有一些偏差。一般认为阑尾在成年人没有明确的生理作用，但近年来也有不同的观点。

【手术体位】

通常采取仰卧位。在行腹腔镜微创阑尾手术时，可以根据术者的习惯和显露要求调整手术台的角度。

【消毒铺巾】

1. 消毒　消毒范围剑突至大腿上1/3，从中间向两侧、由上向下消毒。后一次消毒的

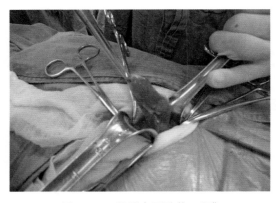

图11-1　阑尾表面脓苔、系膜

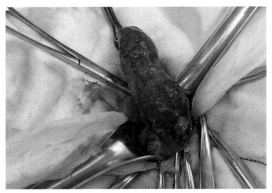

图11-2　阑尾坏疽、穿孔

范围不超过前一次。

2. 铺巾　麦氏点阑尾切口的标准铺巾顺序从下到上、逆时针方向。铺巾后形成一倒梯形,皮巾交汇点可用巾钳固定。有条件的单位推荐用薄膜覆盖手术区域同时固定了皮巾。这一铺巾方法的好处是显露切口定位解剖标志——脐、右髂前上棘,需要做切口延长时无需移动皮巾(图11-3)。

【切口选择】

(1)阑尾切除手术的常用切口是麦氏点切口或称阑尾切口,即右髂前上棘与脐孔的连线中外1/3处,切口与连线垂直,切口上1/3位于连线以上,下2/3位于连线以下,长7～8 cm(图11-3)。

(2)只有在阑尾炎诊断比较确定的情况下才选择阑尾切口。

(3)阑尾切口可以根据压痛点的变化做适当的偏移,有利于手术中寻找阑尾及直视下手术操作。

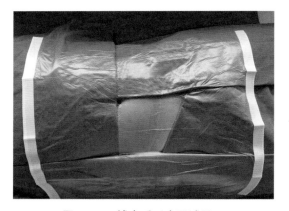

图11-3　铺巾后手术区域显示

(4)对于肥胖者,有其他腹腔病史、手术史及诊断尚不十分确定的患者也可以选择经右腹直肌切口,有利于手术探查及必要时手术切口的沿长。

【手术步骤及技巧】

(1)切开皮肤后,可以用电刀切开皮下脂肪及筋膜,抵达腹外斜肌腱膜表面。注意有可能会有大隐静脉的分支,需要切断后加以结扎。

(2)腹外斜肌腱膜切开约1 cm,提起后用剪刀剪开,两头不应小于皮肤切口。

(3)用血管钳撑开腹内斜肌,插入小拉钩,沿切口方向用力牵拉,将腹内斜肌钝性分开。牵拉拉钩应抵达皮肤切口的两端,充分利用切口的长度。

（4）腹膜切开：腹内斜肌钝性分开以后可以看见下面的腹膜。用2把血管钳提起腹膜，然后围上湿纱布，在两把血管钳之间将腹膜切开一小口子，让空气进入使腹膜与腹腔内容物分离，再将腹膜向两端剪开。在这过程中须防止腹腔内脓液溢出而污染切口，可以在腹膜切开小口后插入吸引器吸除腹腔内液体。

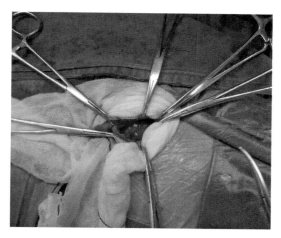

图11-4 切口保护

（5）切口保护：将切开的腹膜提起并与保护巾钳夹在一起，使切开的腹壁受到覆盖保护。可以避免切口的污染及手术操作的触碰损伤（图11-4）。

（6）阑尾切除：① 阑尾的寻找，盲肠末端3条结肠带的汇合点是阑尾的根部，3条结肠带的汇合点是寻找阑尾重要的解剖学依据，阑尾位置随盲肠末端而变化，阑尾末端可以有不同的指向而使阑尾有不同的位置。最常见的是位于盲肠内侧位，约占2/3，常被小肠或大网膜覆盖。② 阑尾发炎后，大网膜向右下腹集中，和小肠一起与阑尾形成粘连，包裹时间越久粘连越紧密，越不易分离。早期粘连稀松多易分离。③ 在手术寻找阑尾过程中，需要推送大网膜或小肠时，切忌使用长钳子，而应该使用无齿卵圆钳。

拉钩：垫入湿纱布，用拉钩牵拉的目的是隔开小肠及大网膜显露阑尾便于直视下操作。

顺切：先切断阑尾系膜血管，再切断阑尾称为顺切。

逆切：先切断阑尾根部，再切断阑尾系膜血管称为逆切。

残端：阑尾切除后，阑尾残端内的黏膜仍有分泌功能，因此要加以去除。以往采用的方法是先用无菌棉签蘸上石炭酸灼烧阑尾黏膜后再用乙醇消毒一遍。近年来多用电刀烧灼再用乙醇消毒。阑尾残端做荷包包埋或不做荷包包埋都是可以被接受的，关键是必须结扎牢靠。发黑坏死位于阑尾根部时一定要小心处理残端。有些阑尾根部炎症严重已烂穿，根部盲肠壁组织非常不健康，此时无法行结扎或荷包包埋，必须要间断缝合，必要时用网膜或肠脂垂覆盖。

渗液：阑尾切除后要用干净纱布拭净腹腔内的脓性渗液，可以减轻术后发热，有利于术后肠功能的恢复。右髂窝、盆腔、肠间隙依次拭净，可一遍，可多遍。

冲洗：阑尾切除之后，关腹前炎症渗出较多，或穿孔有感染，有些术者会进行右下腹局部用冲洗（生理盐水或甲硝唑），但也有医生反对局部冲洗，认为会引起感染的扩散。

引流：阑尾炎症严重、腹腔脓液较多，术后放置引流可持续去除炎性渗出，引流本身有治疗作用。

阑尾切除过程中分离的创面若较大，会有持续的创面渗出，放置创面引流可防止渗液积聚,有治疗及防预的双重作用。阑尾残端处理不能达到满意放心程度或阑尾系膜血管未能明确直视下结扎,均可预防性放置引流管,及时发现出血或阑尾残端漏。阑尾脓肿引流时注意不要过多的分离粘连,以免感染扩散,只要能打开脓肿放入引流物即可,不强调切除阑尾。

引流物:阑尾切除手术后若需要引流,一般首选烟卷引流或潘氏管(Penrose管)引流。有些地方没有烟卷,大多用负吸球引流管代替,烟卷的优点是引流充分效果好;负吸球引流管引流的优点是细、创口小。原则上引流物另行戳孔引出。

【术后处理】

1. 手术后续治疗　　阑尾切除术后,阑尾炎引起的阑尾组织周围的炎症常需要1～3日的后续治疗,使炎症逐渐吸收消散。在这段时间内患者仍有可能会有发热。可能肠道功能未完全恢复。这期间需要一些支持治疗、对症治疗。术后麻醉消退后应尽早半卧位,尽早鼓励下床活动。

2. 一般观察　　术后6小时内麻醉消退过程之中,需要密切观察患者的呼吸、血压、脉搏;麻醉过后需要关心患者是否能自主排尿,如有尿潴留应及时给予插导尿管。

术后肠道功能恢复正常的标志是患者恢复排便或排气。术后肠道功能恢复正常的时间有长有短,取决于腹腔炎症的程度,以及患者的身体健康状况。一般1～3日,也有5～7日。长时间肠功能未恢复要高度警惕术后并发症。

3. 阑尾切除术后并发症

(1)阑尾切口感染:阑尾手术很常见,阑尾切口感染也常会遇见,化脓性阑尾切口感染发生率达10%左右,穿孔患者切口感染发生率达20%以上。感染切口经过适当换药都能愈合。如2～4周仍未愈,大多是因为伤口内有线头异物,应尽量予以去除。

(2)腹腔残余感染:急性阑尾炎腹腔内有脓性渗液,甚至穿孔后有阑尾或结肠内容物流出。即使手术中反复擦拭后,术后依然有可能继续有渗出、有细菌残留而形成感染灶。常见的有盆腔脓肿、肠间隙脓肿、膈下脓肿等,患者常出现持续的高热。

(3)急性门静脉炎:阑尾发生炎症后,细菌通过肠系膜静脉进入门静脉,在门静脉主干内定植引起门静脉炎,患者多表现有高热、黄疸、肝功能异常。经门静脉细菌进入肝脏可引起肝脓肿。

阑尾切除手术可以是如上传统的方法,也可以是用微创的方法——腹腔镜阑尾切除。腹腔镜阑尾切除的操作步骤。

(1)消毒铺巾同上,建立操作通道。

(2)手术用具主要包括1个摄像镜头和2把操作钳和超声刀等(图11-5)。

(3)切断阑尾系膜(图11-6)。

(4)完成阑尾游离(图11-7)。

(5)切除阑尾(图11-8)。

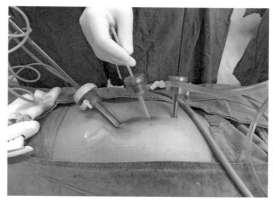

图 11-5　手术用具

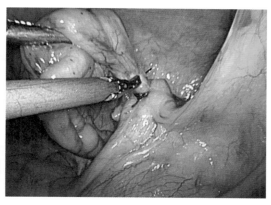

图 11-6　切断阑尾系膜

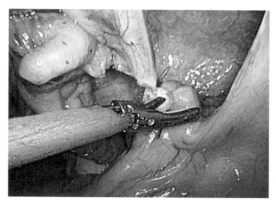

图 11-7　阑尾游离完成

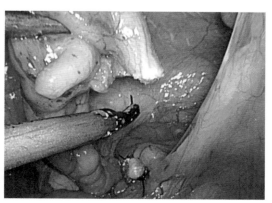

图 11-8　阑尾切除完成

（6）引流及处理伤口（图 11-9）。

腹腔镜阑尾切除在技术上已经没有任何障碍。它的优点是创伤小、恢复快、切口感染率很低。目前限制腹腔镜阑尾切除在临床上广泛应用的主要原因是费用较高。

阑尾切除后标本通常应该给患者或家属检视，然后阑尾必须常规送病理检查。阑尾标本应该在手术结束后及时放入容器内，倒入甲醛溶液浸没，起到固定标本组织细胞的作用。有些阑尾炎是因为肿瘤阻塞阑尾腔引起的，患者出院前应该常规先查看病理结果。

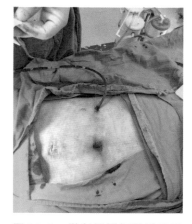

图 11-9　微创阑尾切除引流及伤口

（钮宏文）

79

第十二章
骨瓣减压手术

重型颅脑损伤常因颅内血肿、脑挫伤、脑水肿，造成严重的颅内高压，病死率高达42%～70%。急诊开颅大骨瓣减压手术是国内外对重型颅脑损伤患者常用的治疗措施，是治疗重型颅脑损伤的最主要的方法，Meta分析结果显示，标准外伤大骨瓣（STC）组病死率低于有限骨瓣（LC）组，STC组有效生存率和存活率均优于LC组，但两组常见术后并发症发生率无明显差异。STC具有如下优点：① 暴露范围广，骨窗位置低，直视下可对额、颞、顶叶及前、中颅窝的挫伤组织和血肿进行清除和术中止血。② 减压充分，由于骨窗范围前达额骨颧突，下缘达颧弓，颞鳞部和蝶骨嵴外1/3被咬除，消除了脑肿胀对侧裂血管、大脑凸面静脉的压迫，可促进血液回流，减轻脑膨出，达到充分外减压目的。③ 必要时切除额极、颞极充分内减压，使颅内组织有较大的代偿空间，有助于缓冲颅内压增高，顺利度过脑水肿高峰期。④ 避免因骨窗较小造成术后脑组织在骨窗处嵌顿、坏死。

按照中华神经外科学会神经创伤专业组2013年制订的《颅脑创伤去骨瓣减压术中国专家共识》。强力推荐：① 重型颅脑创伤瞳孔散大的脑疝患者，CT显示脑挫裂伤出血、脑水肿、脑肿胀和脑梗死等占位效应明显（中线移位、基底池受压）。② ICP进行性升高、>30 mmHg持续30分钟的重型颅脑创伤患者。推荐：进行性意识障碍的急性颅脑创伤患者，CT显示脑挫裂伤出血、脑水肿、脑肿胀和脑梗死等占位效应明显（中线移位、基底池受压）、经渗透脱水利尿药物等一线治疗方案颅高压无法控制的患者。不推荐：双侧瞳孔散大固定、对光反射消失、GCS 3分、呼吸停止和血压不稳定等晚期脑疝濒死的特重型颅脑创伤患者。

【解剖要点】

头皮是覆盖于颅骨外面的软组织，额顶枕部头皮分5层：① 皮肤，厚且致密，内含汗腺、皮脂腺、淋巴、血管、毛囊和头发。② 皮下组织，为众多致密结缔组织分隔的小叶，其间充以脂肪、血管和神经，位于皮下和帽状腱膜之间。③ 帽状腱膜，为白色坚韧的膜状结构，前连额肌，后连枕肌，侧方与颞浅筋膜融合，可认为是颅顶肌的一部分。该层与皮肤由纤维束紧密连接，与骨膜连接疏松。④ 腱膜下层，为薄层疏松结缔组织，其间有许多血管与颅内静脉窦相通，是静脉窦栓塞和颅内感染的途径之一。⑤ 骨膜，贴附于颅骨表面，在颅缝处贴附紧密,其余部位贴附疏松,故骨膜下血肿可被局限。颞部头皮,帽状腱膜在此变薄而成颞浅筋膜,自外向里依次是皮肤、皮下组织、颞浅筋膜、颞深筋膜、颞肌和骨膜。在颞浅、深筋膜之间,都充有脂肪。骨膜与颞骨结合紧密,不易分开。颅盖骨下为脑膜结构,分3层,自外向内顺序为硬脑膜、蛛网膜和软脑膜,包围去全部脑的表面,保护脑组织。由于去骨瓣减压时,去除了部分颅盖骨,硬脑膜减张缝合,因此头皮下可能直接为硬脑膜,有些部位甚至硬脑膜也是缺如的,因此,行颅骨修补的时候需十分小心,仔细辨认,分清各层组织结构,分离皮瓣时既不能过深切破硬膜,又不能过浅损伤头皮结构,否则会导致手术失败。

【手术体位】

取仰卧位,床头抬高15°角,患侧肩胛部垫以软枕,使头部自然朝健侧转向30°～45°。

【消毒铺巾】

1. 消毒 由手术中心开始向四周涂擦,全颅消毒,双眼使用敷贴膜保护。

2. 铺巾 皮肤消毒后可铺无菌布单,每块在一边双折少许,布巾折缘面向切口,先铺切口下侧,再铺术者对侧,手术者一侧,最后铺切口上侧,最后用手术的粘贴薄膜固定。

【切口选择】

手术切口开始于颧弓上耳屏前1 cm(注意尽量保留颞浅动脉主干),于耳廓上方向后上方延伸至顶骨正中线,然后沿正中线向前至前额部发际下,如图12-1所示设计手术切口。

【手术步骤及技巧】

(1)切开皮肤、皮下及肌肉组织,用指腹压紧皮肤可以减少出血(图12-2),使用骨膜剥离器将骨膜从颅骨上分离下来,一同形成皮肌瓣,使用头皮夹固定减少出血,注意皮瓣上需用双极电刀严密止血(图12-3、图12-4)。

(2)游离骨瓣,使用电钻在颅骨上钻一骨孔(图12-5),虽然电钻具有自停功能,但

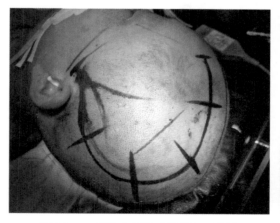

图12-1 标准大骨瓣减压的切口设计

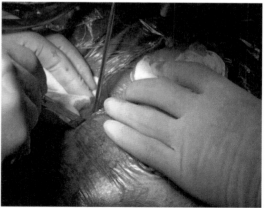

图12-2 切开皮肤

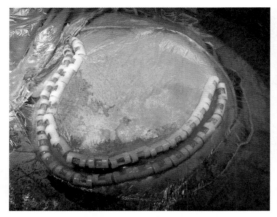

图12-3　形成皮肌瓣、头夹皮固定

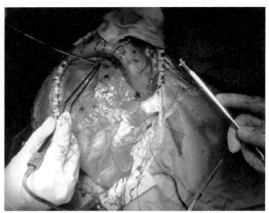

图12-4　皮瓣用双极电刀严密止血

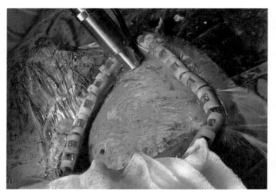

图12-5　电钻颅骨上钻骨孔

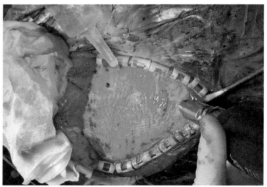

图12-6　生理盐水冲洗、清理骨屑、局部降温

仍应注意不能过分用力将骨孔下硬脑膜撕破。钻孔时,可用生理盐水冲洗,清理骨屑并局部降温(图12-6)。

(3)将开颅铣刀顺着骨孔置入,确认铣刀的保护鞘位于硬膜外而非硬膜下。启动铣刀,沿皮瓣范围游离骨瓣(图12-7、图12-8)。顶部骨瓣必须旁开正中线矢状窦2～3 cm,骨窗下缘尽量平前颅底及中颅底。

(4)使用剥离子仔细分离骨板与硬膜,完全游离骨瓣(图12-9)。

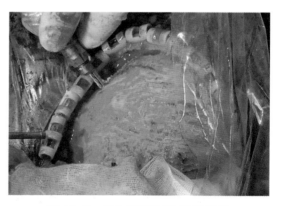

图12-7　置入开颅铣刀、启动铣刀

(5)使用尖头刀在硬膜上切一小口,如为硬膜下血肿的患者,由于颅内压力极高,即可在剪开的硬膜处见有血肿块涌出(图12-10)。

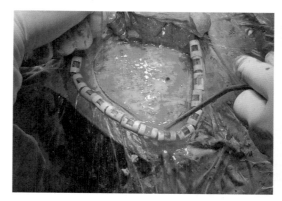

图12-8 骨瓣形成

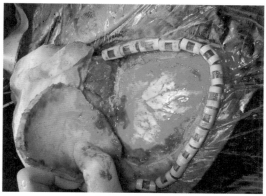

图12-9 完全游离骨瓣

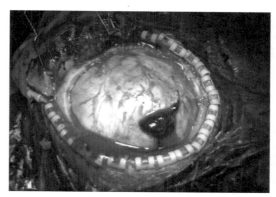

图12-10 血肿块涌出

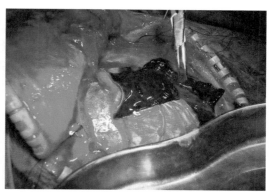

图12-11 脑膜剪剪开硬膜

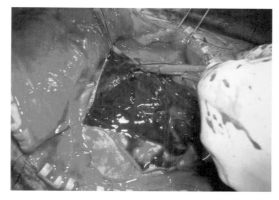

图12-12 硬脑膜呈星形状完全剪开

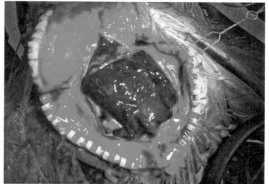

图12-13 硬膜下血肿完全暴露

（6）使用脑膜剪,将硬脑膜呈星形剪开（图12-11～图12-13）,逐渐减压。

（7）仔细将血肿清除（图12-14）后,脑组织获得良好减压。

（8）硬膜可使用减张缝合或使用人工材料修补（图12-15）,可在皮下留置引流管后,分层缝合皮下和皮肤。

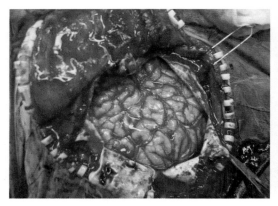

图12-14　血肿清除

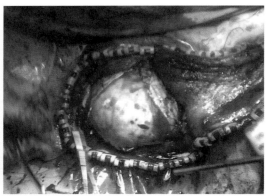

图12-15　使用人工修补材料减张缝合硬膜

【术后处理】

术后当日应密切注意患者呼吸、体温、脉搏、血压的变化,预防手术的并发症。注意观察减压窗的压力,如压力增高,需及时复查CT,排除是否有进一步新鲜出血或脑挫伤等情况发生;注意皮下引流管引出物的量和性状,如引出量小于一日30 ml,可在24～48小时后拔出引流管。

严重颅脑创伤患者去骨瓣减压术后常见并发症和后遗症包括硬脑膜下积液、脑积水、颅内出血、感染、切口嵌顿、癫痫和颅骨缺损等。大多数硬膜下积液可以自行吸收、不需要外科手术干预,有明显占位效应的硬膜下积液需要穿刺引流、腰大池引流或分流等外科治疗。广泛性脑萎缩导致的脑室代偿性扩大不需要外科处理,进展性和梗阻性脑积水等需要行外科分流手术。去骨瓣减压术后患者的颅内压降至正常范围、病情允许的条件下,建议尽早行颅骨成形术。

（费智敏）

第十三章
颅骨修补手术

【解剖要点】

参见第十二章骨瓣减压手术解剖要点。

【手术体位】

取仰卧位,床头抬高15°角,患侧肩胛部垫以软枕,使头部自然朝健侧转向30°～45°,充分暴露手术部位(图13-1)。

【消毒铺巾】

1. 消毒　由手术中心开始向四周涂擦,全颅消毒,双眼使用敷贴膜保护(图13-2)。

2. 铺巾　皮肤消毒后可铺无菌布单,每块在一边双折少许,布巾折缘面向切口,先铺切口下侧,再铺术者对侧,手术者一侧,最后铺切口上侧,最后用手术的粘贴薄膜固定(图13-3～图13-5)。

【切口选择】

一般沿原切口切开皮肤(图13-1)。

【手术步骤及技巧】

(1)切开皮肤,皮下组织,使用头皮夹固定减少出血(图13-6、图13-7)。

(2)因皮瓣下无颅骨,故必须小心勿切破硬膜或脑表面的纤维组织层,以免损伤脑皮

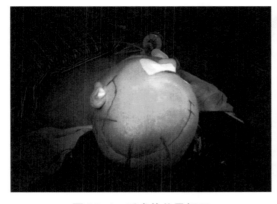

图13-1　手术体位及切口

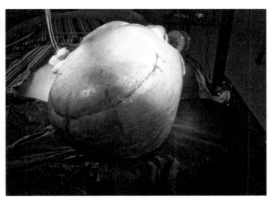

图13-2　消毒范围

质和发生脑脊液漏,如果不慎切破必须修补至不漏水。但同时分离皮瓣时,皮瓣也不能过薄,否则会造成手术切口愈合不良,导致手术失败(图13-8)。注意皮瓣上需用双极严密止血(图13-9)。

(3)目前常用的颅骨修补材料为金属的钛合金板。根据患者术前的CT原始图像,通过计算机的三维重建,制造出与颅骨缺损部位完全一致的大小和形状模型,采取机械冲床

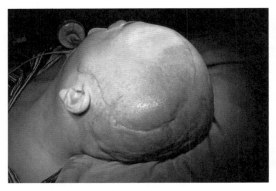

图13-3　铺巾

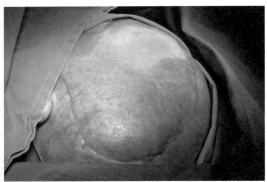

图13-4　完成铺巾

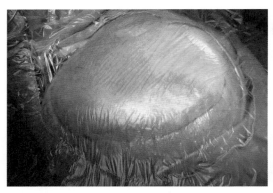

图13-5　粘贴薄膜固定

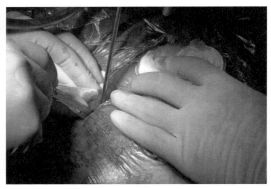

图13-6　沿原切口切开皮肤

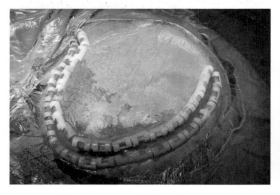

图13-7　头皮夹固定减少出血

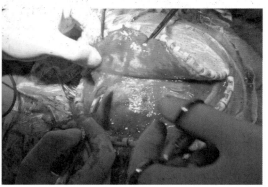

图13-8　分辨解剖层次后分离皮瓣

一次塑形和裁剪,完成了钛板的准备,消毒后备用(图13-10)。

（4）为了使修补材料与骨缺损贴合良好,方便钛钉固定,应将颅骨缺损边缘部分都游离出来,将备用的颅骨妥帖地放置于颅骨缺损处(图13-11),取出钛钉(图13-12),将钛板固定于缺损的颅骨处。

（5）可在皮下放置引流,头皮依层次缝合。

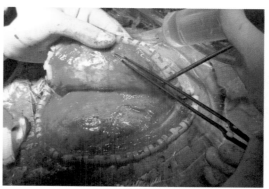

图13-9 双极皮瓣上止血

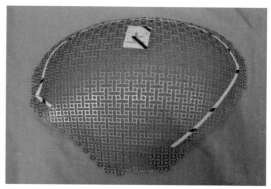

图13-10 机械冲床一次塑形和裁剪

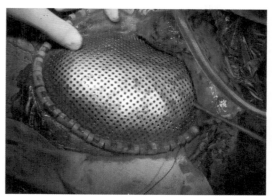

图13-11 备用颅骨放置于颅骨缺损处

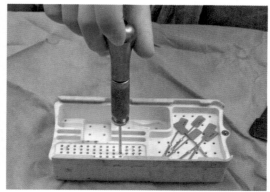

图13-12 钛板固定于缺损颅骨处

【术后处理】

术后当日应密切注意患者呼吸、体温、脉搏、血压的变化,预防手术的并发症。有皮下积液时应穿刺抽出,加压包扎,24～48小时后拔出引流。

（费智敏）

第十四章
胸外伤手术

胸外伤中需要手术治疗多见于肋骨骨折、血气胸、胸骨骨折等,而其中最常见的是肋骨骨折,占胸外伤的60%~80%。多发肋骨骨折或合并血气胸时往往需要手术治疗。手术方法分为金属板内固定和固定架固定。

【解剖要点】

肋骨是胸廓的重要组成部分,左右胸各有12根,前端与肋软骨相连,后端与胸椎相连。肋骨、肋软骨、肋间肌与前面的胸骨、后面的胸椎相连接,构成一个椭圆形的桶状骨架,称之胸廓。胸廓外层覆盖有前胸和背部的肌群。胸部肌群包括胸大肌、胸小肌、锁骨下肌、前锯肌等,背部肌群包括背阔肌、菱形肌、斜方肌、竖脊肌等。第1和第2肋骨最短并有肩胛骨及锁骨保护,且位于胸廓最上端,故较不易骨折。第11和第12肋骨,其前端游离,无肋软骨与胸骨相连,故称之为浮肋,不易折断故也不常发生骨折。第3~10肋骨位于胸廓中部,且缺少肌肉保护,受到暴力易于折断。肋骨与肋骨之间由肋间肌相连,肋骨下缘有肋间静脉、肋间动脉、肋间神经伴行。胸廓内面有壁层胸膜与之贴附,壁层胸膜和脏层胸膜一起构成密闭的胸膜腔。直接或间接暴力均可引起肋骨骨折,直接暴力引起的骨折多发生在肋骨直接受伤部位,其时肋骨的骨折端向内,易刺破壁层、脏层胸膜或血管进而损伤肺组织,产生气胸、血胸或血气胸,以及纵隔、皮下气肿等情况。骨折端损伤肋间血管或肌肉组织会产生胸壁血肿。间接暴力则使胸廓受挤压,常形成在肋骨角或肋骨外侧的骨折。

下面以右侧胸腔镜探查+肋骨骨折金属板内固定术为例,说明手术过程。术前CT显示患者为右胸外伤,多发多处肋骨骨折及血气胸(图14-1、图14-2)。

【手术体位】

取左侧卧位,腋下垫以软枕,使术侧肋间隙扩大,充分暴露手术野(图14-3)。

【消毒铺巾】

1. 消毒　手术范围上至胸廓入口,切口周围15 cm的区域,由手术中心开始向四周涂擦(图14-4)。

2. 铺巾　皮肤消毒后可铺无菌布单,取4块布单,每块在一边双折少许,布巾折缘面向切口，先铺切口下侧，再铺术者对侧、切口上侧，最后铺手术者一侧（图14-5）。铺巾后贴切口保护膜（图14-6）。

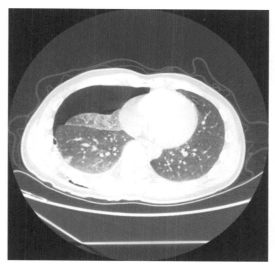

图14-1　术前CT

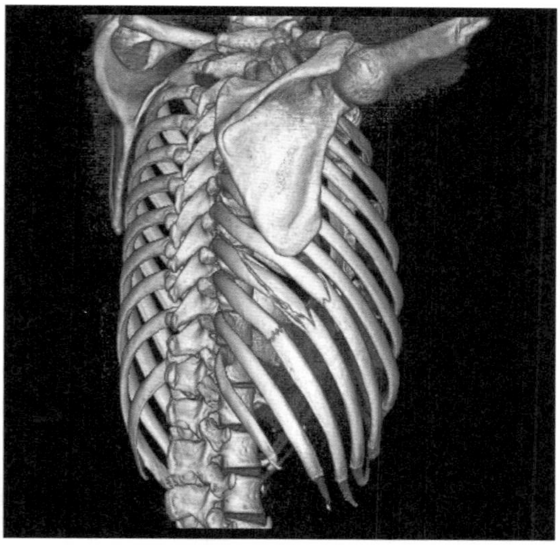

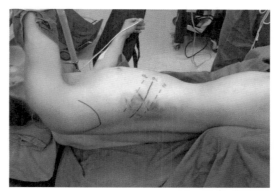

图14-3　手术体位

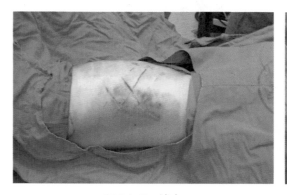

图14-5　铺巾

图14-2　CT肋骨成像

图14-4　消毒范围

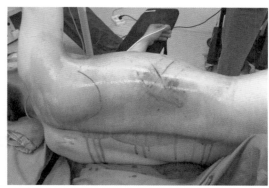

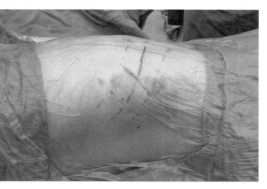

图14-6　贴切口保护膜

【切口选择】

一般沿肋骨走向及骨折位置,作一弧形切口(图14-7)。

【手术步骤及技巧】

(1)切开皮肤,皮下组织及筋膜,暴露胸壁外侧肌肉组织(图14-8)。

(2)用电刀切断肌层(图14-9),直至显露胸廓外覆盖之筋膜(图14-10)。

(3)探查骨折位置,于第8肋间隙置入Trocar行胸腔镜探查(图14-11)。

(4)探查见骨折处相应肺表面有少量挫伤出血(图14-12),予止血纱布覆盖止血(图14-13)。

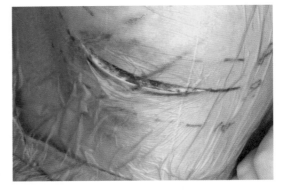

图14-7　切开皮肤

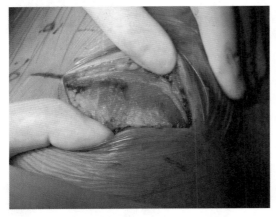

图14-8　切开皮下组织及筋膜

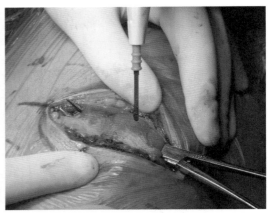

图14-9　切开肌肉

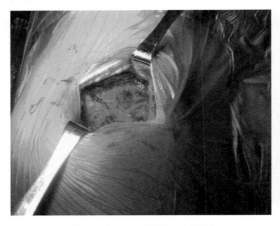

图14-10　显露胸廓外筋膜

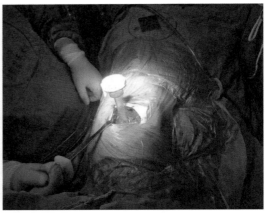

图14-11　置入Trocar

（5）游离后暴露最上肋骨骨折处（图14-14）。

（6）骨折复位后（图14-15），将金属板钳夹固定于复位之肋骨上（图14-16）。

（7）予螺丝钉行肋骨内固定（图14-17、图14-18）。

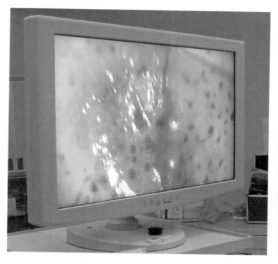

图14-12　胸腔镜探查

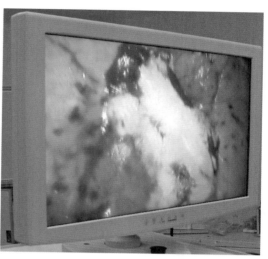

图14-13　肺挫伤覆盖止血纱布

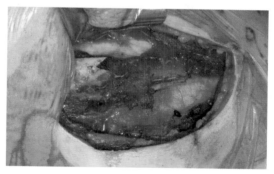

图14-14　游离错位肋骨

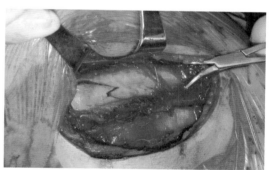

图14-15　错位肋骨复位

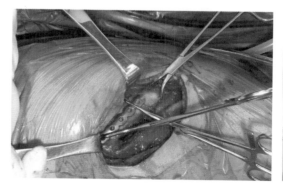

图14-16　金属板钳夹固定

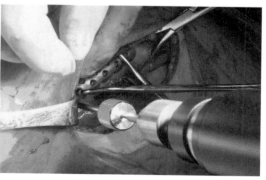

图14-17　金属板上螺钉

（8）类似图中的不规则的多处肋骨骨折（图14-19），可先予10号丝线结扎固定后（图14-20），再行固定架外固定＋金属板内固定（图14-21、图14-22）。

（9）复位效果（图14-23、图14-24）。术后摄片可见骨折复位理想（图14-25）。

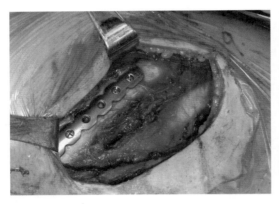

图14-18　金属板固定完毕

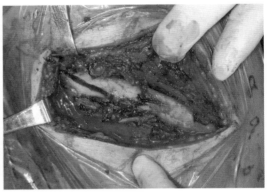

图14-19　不规则肋骨骨折

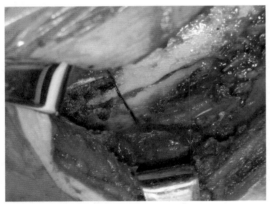

图14-20　丝线结扎固定

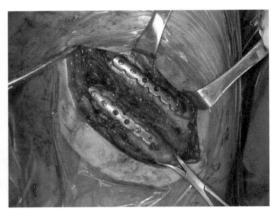

图14-21　金属板固定

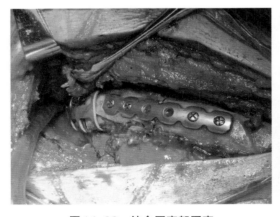

图14-22　结合固定架固定

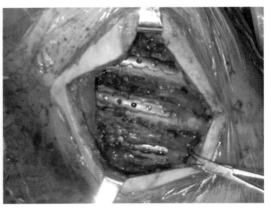

图14-23　多处肋骨固定

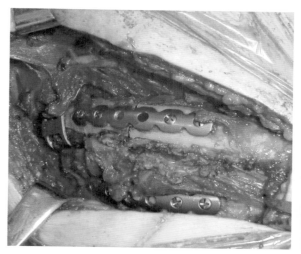

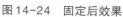

图14-24　固定后效果

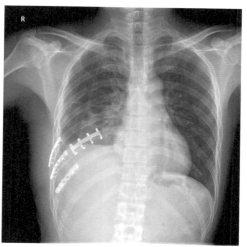

图14-25　术后胸片

【术后处理】

术后当日应密切注意胸腔引流,术后24～48小时拔除,预防术后胸腔内积液。

下面以固定架肋骨内固定术为例,说明手术过程。

术前CT显示患者为左侧胸外伤,多发肋骨骨折(图14-26、图14-27)。

【手术体位】

取患侧抬高30°侧卧位,腋下垫以软枕,使术侧肋间隙扩大,充分暴露手术野(图14-28)。

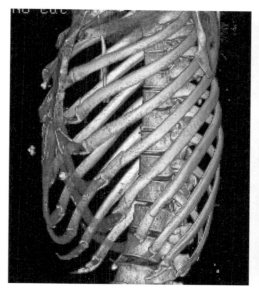

图14-26　术前CT肋骨成像

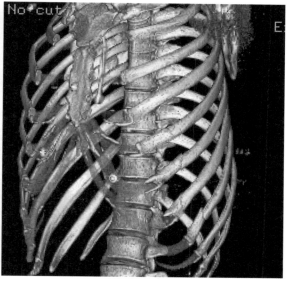

图14-27　术前CT肋骨成像

【消毒铺巾】

1. 消毒　手术范围上至胸廓入口,切口周围15 cm的区域,由手术中心开始向四周涂擦(图14-29)。

2. 铺巾　皮肤消毒后可铺无菌布单,取4块布单,每块在一边双折少许,布巾折缘面向切口,先铺切口下侧,再铺术者对侧、切口上侧,最后铺手术者一侧(图14-30)。铺巾后贴切口保护膜(图14-31)。

【切口选择】

一般沿肋骨走向及骨折位置作切口(图14-32)。

【手术步骤及技巧】

(1)切开皮肤,皮下组织及筋膜,暴露胸壁外侧肌肉组织(图14-33)。

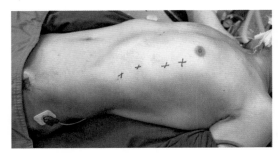

图14-28　手术体位

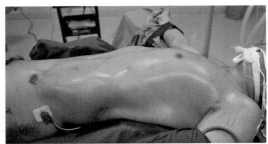

图14-29　消毒范围

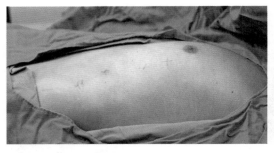

图14-30　铺巾

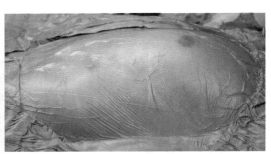

图14-31　贴切口保护膜

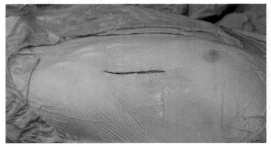

图14-32　切开皮肤

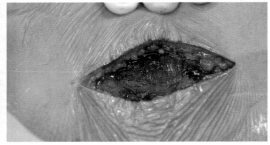

图14-33　切开皮下组织及筋膜

（2）用电刀切断肌层，直至显露胸廓外覆盖之筋膜（图14-34）。

（3）游离后暴露肋骨骨折处（图14-35）。

（4）将骨折复位（图14-36）。

（5）将固定架置于复位的肋骨上（图14-37），热水冲洗成型即可。

（6）对于不能完全固定的骨折，可采用巾钳夹住肋骨断端予以牵引复位下固定（图14-38）。

（7）复位效果（图14-39）。术后摄片可见骨折复位理想（图14-40）。

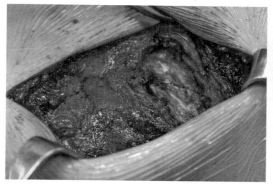

图14-34 切开肌层，显露胸廓外筋膜

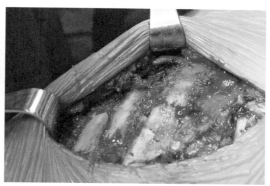

图14-35 游离肋骨

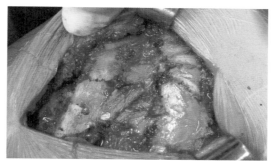

图14-36 错位肋骨复位

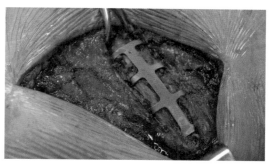

图14-37 固定架固定

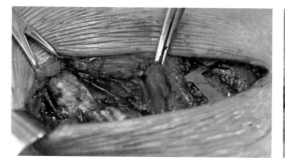

图14-38 牵引复位肋骨

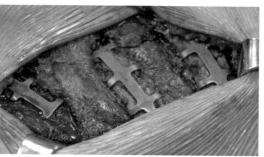

图14-39 固定完毕

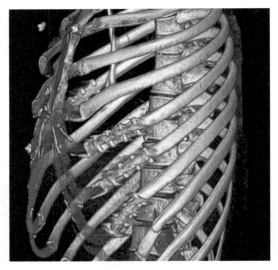

图14-40　术后CT肋骨成像

【术后处理】

术后当日应密切注意胸腔引流,术后24～48小时拔除,预防术后胸腔内积液。

（陈彤宇　葛文　徐建俊）

第十五章
下肢动脉硬化闭塞手术

【解剖要点】

股动脉是髂外动脉的延续,在腹股沟韧带中点深面入股三角。在股三角中,股动脉先走行于股静脉的外侧,继而跨股静脉前方。股动脉向前发出3个分支:腹壁浅动脉、旋髂浅动脉和阴部外动脉。距腹股沟韧带约3 cm,股动脉向后发出股深动脉,为股动脉最大分支。该动脉又发出旋股外侧动脉、旋股内侧动脉、穿动脉等分支。股浅动脉是股动脉的延续,通常起自股骨头下缘水平(股深动脉分出处),经穿收肌管裂孔达腘窝,为腘动脉。股浅动脉极少分支,大多数情况下只有1支分支——膝降动脉。腘动脉在股骨下1/3的后方下行至腘窝内,止于胫骨平台后方,分出胫前动脉和胫后动脉。胫前动脉起自小腿后部,穿骨间膜至小腿前,在腓骨颈内侧下降至踝部,于足背称为足背动脉。胫后动脉在分出腓动脉前通常称为胫腓干。胫后动脉向下行于小腿屈肌浅、深两层之间,经内踝后方,通过屈肌支持带深面转入足底,分为足底内侧动脉和足底外侧动脉2个终支,主要营养胫骨和小腿后群肌。腓动脉为该动脉最大分支,在胫后动脉起点下方约3 cm处分出,绕外踝下方移行为外踝后动脉。

【手术体位】

患者取仰卧位,充分暴露脐至膝关节之间的部位(图15-1)。

【消毒铺巾】

1. 消毒　以病变肢体的股动脉搏动点(腹股沟韧带中点下1～2 cm)为中心向外周消毒,上界平脐,下界为大腿上1/3,外界为腋中线延续,内界为大腿内侧(图15-2)。

2. 铺巾　皮肤消毒后可铺无菌布单,先取4块布单,每块在一边双折少许,布巾折缘面向切口,先铺穿刺点内侧(即生殖器侧),再铺穿刺点上侧、下侧,最后铺术者侧。依次铺上中单和大单(图15-3～图15-6)。

【手术步骤及技巧】

(1)下肢动脉硬化闭塞症介入治疗一般选择病变下肢对侧股动脉作为手术入路,选择股动脉搏动最强点为穿刺部位,必要时也可以选择同侧股动脉顺行入路(图15-7)。

(2)1%利多卡因穿刺点处局部浸润麻醉。用肝素生理盐水润湿血管鞘、导丝,将血管鞘和扩张器锁好。Seldinger穿刺技术逆行穿刺股动脉,即穿刺针向脐沿股动脉走行方向30°~45°进针,见血从针尾喷出后,置入导丝,注意不要移动穿刺针。用手术刀稍划开穿刺点皮肤,退出穿刺针,置入6F导管鞘。退出导丝和扩张器。自导管鞘侧孔注入半支肝素钠生理盐水(肝素钠12 500 U)(图15-8)。

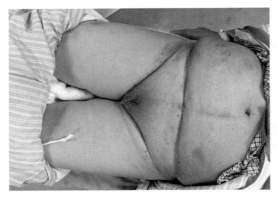

图15-1　手术常规体位

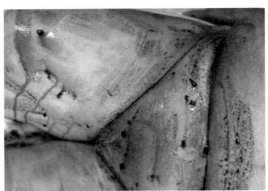

图15-2　消毒范围

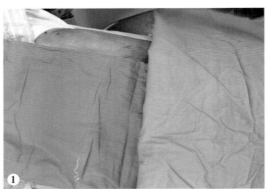

图15-3　铺上侧无菌单

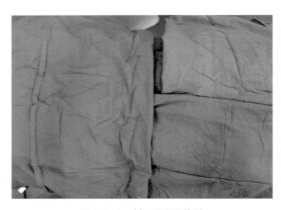

图15-4　铺下侧无菌单

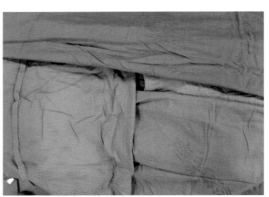

图15-5　铺术者侧无菌单

（3）在泥鳅导丝引导下输送猪尾导管至腹主动脉下端第4或第3腰椎水平，高压注射器造影明确病变血管的狭窄或闭塞程度、病变的节段以及病变的长度。

（4）泥鳅导丝配合Cobra导管（亦可采用猪尾或单弯导管）翻山进入病变侧髂血管，超选择进入病变股浅动脉（图15-9、图15-10）。

（5）更换超硬导丝，交换置入翻山血管鞘。

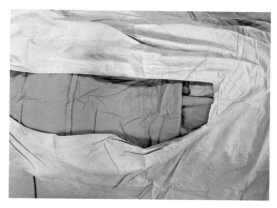

图15-6 铺大无菌单

（6）退出超硬导丝，交换0.018导丝配合单弯导管打通狭窄闭塞段，测量病变长度，选择合适大小球囊（一般选择较病变两端的直径大1mm且稍长的球囊，如果病变段长度大于球囊，则先将球囊置放在狭窄段一端，再逐步移位，但每次移位扩张前后应有部分重叠）。

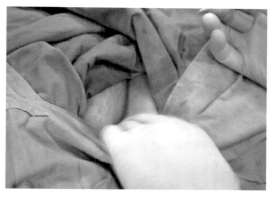

图15-7 穿刺股动脉

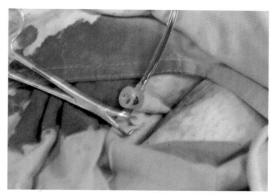

图15-8 置入管鞘

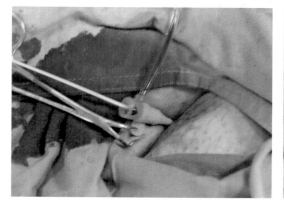

图15-9 置入Cobra导管

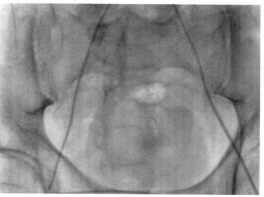

图15-10 Cobra导管在导丝引导下翻山进入对侧患肢血管

（7）压力泵内抽吸入造影剂，并将造影剂注入球囊，使球囊扩张。按照球囊说明书控制压力或以患者不觉疼痛为限，一般在8～12 atm，扩张时间90秒/次（图15-11）。

（8）释放压力后自球囊导管造影，必要时可多次扩张。若扩张效果不理想，予支架置入后，进行后扩（图15-12、图15-13，以髂外动脉为例）。

（9）清点器械，撤管鞘，穿刺部位血管封堵器封堵（亦可压迫穿刺点20分钟）后以无菌纱布加压包扎。嘱患者平卧12小时，穿刺处沙袋压8小时（图15-14、图15-15）。

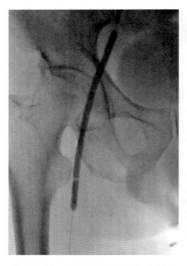

图15-11　球囊扩张病变的血管中

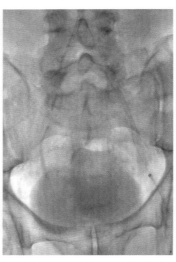

图15-12　支架置入中

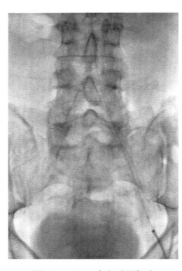

图15-13　支架释放后

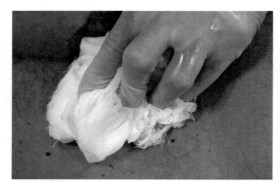

图15-14　穿刺点纱球加压包扎

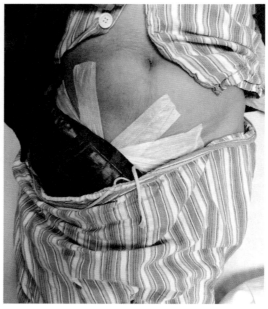

图15-15　穿刺点沙袋压迫

【术后处理】

监测血压、心率、呼吸直至平稳，注意穿刺处有无出血和血肿形成，观察患肢皮温、颜色等。患者术后口服阿司匹林肠溶片一日 100 mg；贝前列素钠片 40 μg，一日 2 次或西洛他唑片 50 mg，一日 2 次。一般需维持 3～6 个月，部分患者甚至需达 1 年，或阿司匹林肠溶片小剂量长期服用。控制高危因素，如吸烟、高血压、高血糖、高血脂、高同型半胱氨酸等。

（欧敬民 邱明科）

第十六章
下肢静脉曲张手术

下肢静脉曲张系下肢静脉扩张迂曲,静脉直径大于 3 mm。病变涉及大隐静脉、小隐静脉及其属支。女性患者多于男性。下肢静脉曲张作为一种症状,其病因有原发和继发之分。目前认为原发性下肢静脉曲张经常是静脉壁内源性生化和(或)形态学异常的结果。久站是导致静脉壁形态学异常和浅静脉扩张的重要因素。长时间的站立位导致下肢静脉压增高,而浅静脉缺少肌肉协助血液回流心脏,最终导致静脉瓣破坏或功能不全。

对于有明显症状且无禁忌证的患者均可采用手术治疗。经典的手术方式是大隐静脉高位结扎加剥脱术,术后复发率低。然而该术式创伤大,容易损伤血管神经,并且术后遗留较大瘢痕。随着现代科学技术的进步,出现了一些微创手术治疗方法,如曲张静脉剥切术、静脉旋切技术腔内射频治疗、腔内激光治疗等,其中腔内激光治疗术在临床应用得最为广泛。激光治疗是利用激光器发出脉冲,红细胞吸收并产生热量导致血液局部气化形成蒸汽泡,引起局部静脉管腔内热损伤,最终使局部管壁纤维化,类似血栓形成导致管腔闭塞,其确切机制尚未完全明了。激光治疗静脉曲张较为安全,早期临床效果令人满意。也有采用激光治疗加大隐静脉高位结扎联合治疗,以防止血栓脱落以及因隐静脉、股静脉纤维化不全而造成再通引起复发。

大隐静脉曲张高位结扎+激光闭合术的适应证与传统手术一样,包括有明显的症状,如疼痛、沉重感和跛行等;有明显的静脉淤血症状,如色素沉着、皮炎、硬结、皮肤溃疡等;巨大、菲薄的曲张静脉。手术禁忌证有深静脉血栓形成或盆腔肿瘤等压迫所致的继发性大隐静脉曲张、深静脉或浅静脉炎、深静脉、交通静脉功能不全。存在动静脉瘘的患者手术治疗效果不佳,须先行治疗动静脉瘘。

【解剖要点】

人体下肢静脉包括深静脉和浅静脉,浅静脉位于表皮和深筋膜之间,于浅筋膜中走行。主要的浅静脉有大隐静脉和小隐静脉,其没有命名的属支交错连接成网。大隐静脉始于足内侧静脉弓,经内踝前方,沿小腿内侧缘伴隐神经上行。经股骨内侧髁后方约 2 cm 处,进入大腿内侧部,与股内侧皮神经伴行,逐渐向前上,在耻骨结节外下方穿卵圆窝,汇入股静脉,其汇入点称为隐股点。大隐静脉接受较大的 5 支属支:腹壁浅静脉、旋髂浅静脉、阴部外静脉、股内侧静脉、股外侧静脉,它们汇入大隐静脉的形式多样。小隐静脉为足外侧缘静脉的延续,上行于外踝后方,并在小腿背侧与腓肠神经、腓肠内侧皮神经伴行,止于腘静脉。小隐静脉接受皮肤属支,在小腿中、下1/3常有穿通支与深静脉沟通。

【手术体位】

患者取平卧位,充分暴露脐以下部位。

【消毒铺巾】

1. 消毒 下肢静脉曲张手术消毒范围上自脐平面,下至足。腹股沟区域开始向外消毒,嘱助手捏住足端提起手术肢体,消毒背面(图16-1)。

2. 铺巾 皮肤消毒后可铺无菌布单,先将2块平铺于手术台上,足部套上无菌大号手套。余每块在一边双折少许,布巾折缘面向切口,先铺切口内侧(即生殖器侧),再切口上侧,切口外侧,并将无菌布单部分垫于患肢背侧(图16-2~图16-4)。

【手术步骤及技巧】

(1)自同侧内踝内侧穿刺大隐静脉(图16-5),成功后,跟进激光导丝,沿大隐静脉主干走形至卵圆窝位置(图16-6)。

(2)选择股动脉搏动内侧,沿腹股沟韧带向下、向内做一约5 cm长的纵行切口(图16-7)。

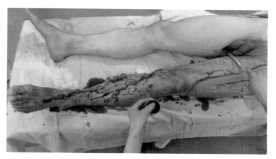
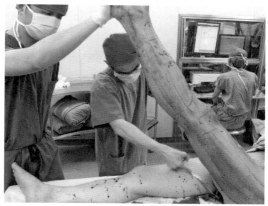

图16-1 消毒患肢

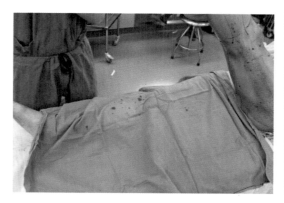

图16-2 铺巾

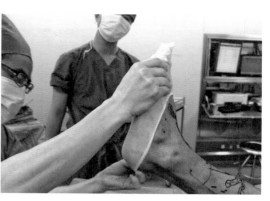

图16-3 戴无菌脚套

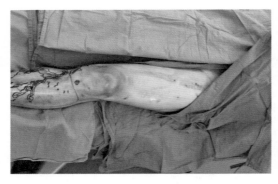

图16-4　铺单后暴露患肢

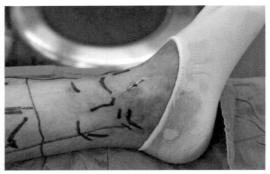

图16-5　穿刺内踝大隐静脉

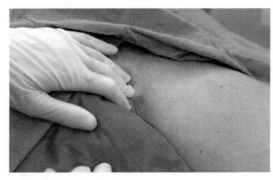

图16-6　沿大隐静脉主干走形至卵圆窝位置

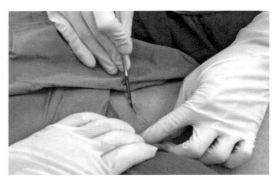

图16-7　指示激光下切开

（3）切开皮肤，用止血钳游离出大隐静脉，打开直至汇入股静脉处。自大隐静脉背面引过一根3-0丝线，于大隐静脉根部进行结扎。不可游离过深，以免损伤股静脉，造成深静脉血栓形成（图16-8、图16-9）。

（4）解剖明确大隐静脉5支大属支并依次结扎（图16-10、图16-11）。

（5）以0.5 cm/秒的速度烧灼大隐静脉主干，沿途予以生理盐水纱布压迫降温。激光输出功率为大腿12 W，小腿12 W（图16-12、图16-13）。

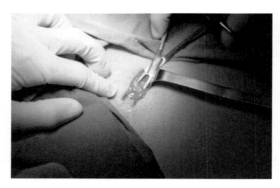

图16-8　直视下暴露大隐静脉根部

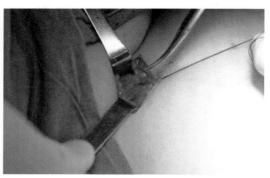

图16-9　结扎大隐静脉主干

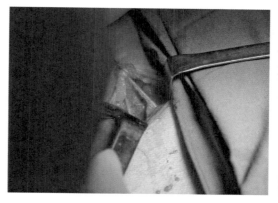

图16-10 暴露大隐静脉属支

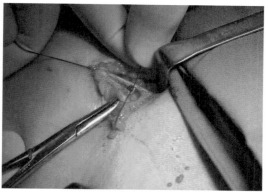

图16-11 结扎大隐静脉属支

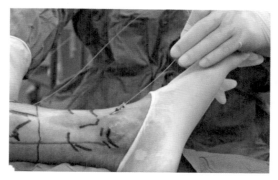

图16-12 烧灼大隐静脉主干

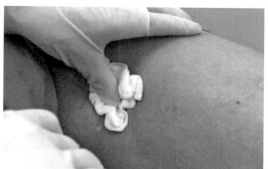

图16-13 生理盐水纱布压迫降温

（6）将预先标记的曲张静脉行经处穿刺置入激光导丝,分段烧灼闭合,注意腓骨头处一般不予激光治疗,以免造成腓总神经损伤(图16-14)。

（7）严重静脉曲张成团处予以小切口点状抽剥,后压迫止血(图16-15、图16-16)。

（8）逐层缝合深筋膜、皮下组织及皮肤,无菌敷料包扎(图16-17~图16-19)。

（9）检查表面有无灼伤,确切止血,患肢弹力绷带加压包扎(图16-20、图16-21)。

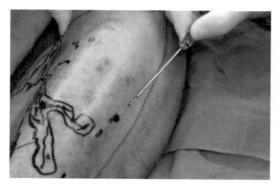

图16-14 烧灼曲张的分支血管

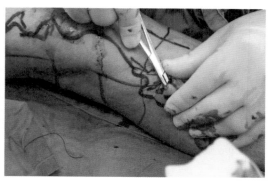

图16-15 小切口抽剥静脉球

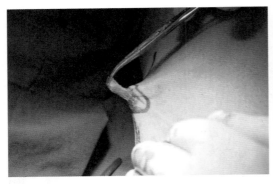

图16-16 抽剥出曲张静脉

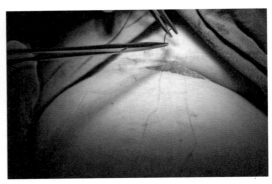

图16-17 缝合深层筋膜

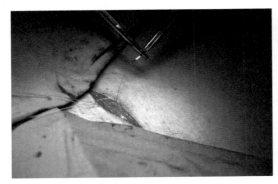

图16-18 缝合皮肤

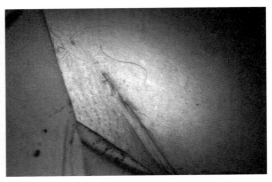

图16-19 手术切口缝合后

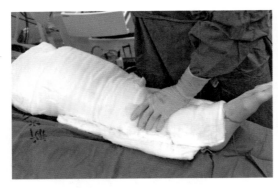

图16-20 加压包扎棉垫

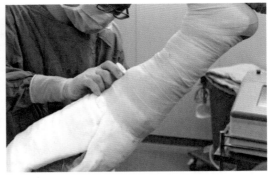

图16-21 包扎棉垫中

【术后处理】

术后全麻患者苏醒室复苏,腰麻患者入病房后嘱去枕平卧6小时。监测患者血压、呼吸、心率、体温及足部温度等,预防术后并发症,鼓励患者落地活动。术后3～5日拆除弹力绷带,嘱患者穿静脉曲张袜至少3～6个月。

(欧敬民　邱明科)

第十七章
鞘膜翻转术

【解剖要点】

　　阴囊位于阴茎根部与会阴之间。呈囊袋形，内有阴囊中隔，将阴囊分为左右两腔，内有睾丸、精索的阴囊段。阴囊由外向内有皮肤、肉膜、精索外筋膜、提睾肌、精索内筋膜、睾丸鞘膜壁层、睾丸鞘膜脏层组成。阴囊皮肤薄而柔软，富有弹性，愈合力强，故损伤后易于愈合。皮下组织中含有许多平滑肌纤维，称为肉膜。此膜收缩时，能使阴囊皮肤出现许多皱褶，借以调节阴囊内的温度，即热弛冷缩，以利于精子的生成。

【手术体位】

　　取仰卧位（图17-1）。

【消毒铺巾】

　　1. 消毒　阴囊手术以阴囊为中心，上下15 cm，由外围向切口涂擦（图17-2），可直接倒少许碘酒于阴囊皮肤冲洗。

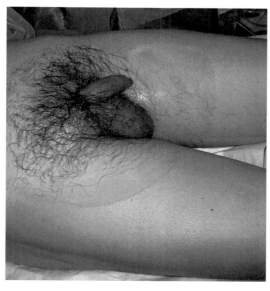

图17-1　手术体位

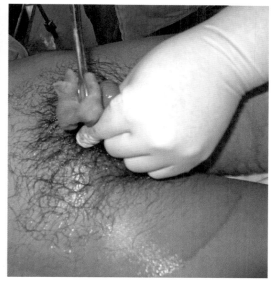

图17-2　依次弧形消毒

2. 铺巾 皮肤消毒后先在阴囊下方垫一块折叠的无菌巾（图17-3），然后取4块无菌巾单，每块在一边双折少许，布巾折缘面向切口，先铺切口下侧，再铺术者对侧、切口上侧，最后铺术者一侧（图17-4）。

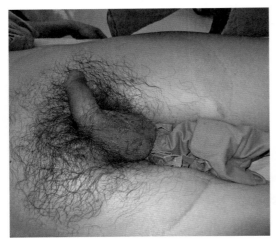

图17-3 阴囊下方垫铺巾

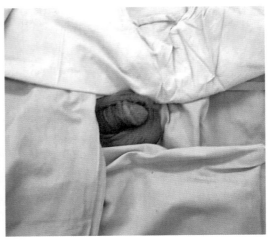

图17-4 铺巾后效果

【切口选择】

握紧固定阴囊，在患侧阴囊的前外方做纵行切口到阴囊底部（图17-5）。

【手术步骤及技巧】

（1）切开皮肤、肉膜，钝性剥离显露积液的鞘膜囊及部分精索（图17-6）。

（2）剖开囊壁，把鞘膜囊提出切口外。如因积液过多难以提出时，可先穿刺、吸引（一般积液为草黄色透明液体，如穿刺液混浊或带血性，宜考虑其他病变），在鞘膜囊上纵行切开鞘膜壁层。用4把止血钳钳住

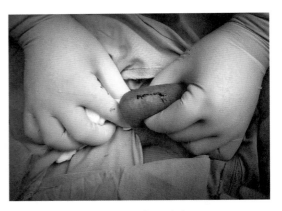

图17-5 切口方向

切开的鞘膜四角，并向外方牵引使鞘膜摊开，以检查睾丸附睾有无病变，并沿鞘膜腔向上探查腹膜鞘状突是否与腹腔相通（图17-7）。

（3）处理鞘膜，用剪刀在距睾丸附睾边缘1.5～2 cm处剪去多余的鞘膜，边缘彻底止血。将残余鞘膜壁翻转至睾丸附睾后面，用1号丝线缝合。将睾丸下方残余鞘膜缝合固定于其后方肉膜处，以防精索扭转（图17-8）。

（4）缝合切口：彻底止血后，将睾丸、精索还纳于阴囊内。放置橡皮片引流，用细丝线剪断缝合阴囊筋膜，褥式缝合阴囊肉膜和皮肤（图17-9）。

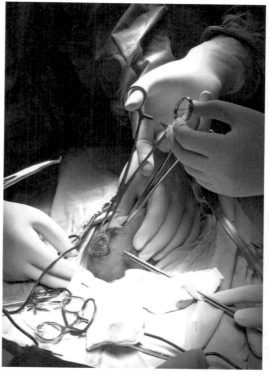

图 17-6 依次切开至鞘膜囊

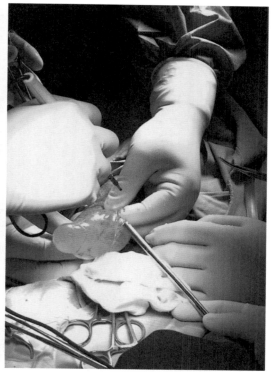

图 17-7 完全游离鞘膜并向上探查

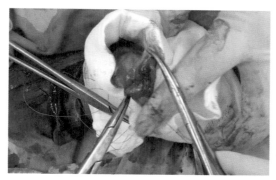

图 17-8 处理鞘膜

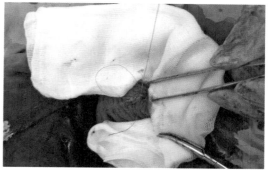

图 17-9 缝合皮肤

【标本】

可将鞘膜直接送病理，一般对鞘膜内积液不做细菌培养或脱落细胞病理等特殊检查（图 17-10）。

【术后处理】

术后要将阴囊托起，并加压包扎（图 17-11）。一般引流条于术后 1～2 日拔除，如没用可吸收线缝合皮肤，术后 5～7 日拆线。如术后阴囊进行性增大，伤口引流物有血液流

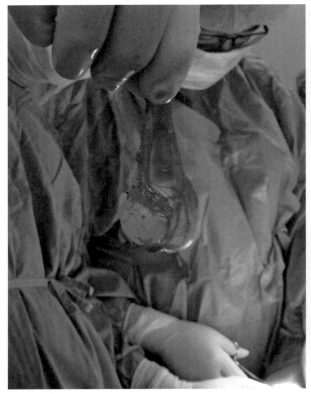

图17-10　完全切除的鞘膜

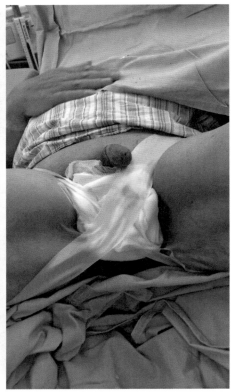

图17-11　加压包扎

出,应考虑术中止血不彻底致继发出血,可进行阴囊冷敷及加压包扎等治疗,一般不需再次手术清创。如术后患者出现睾丸剧痛和触痛,并有恶心、呕吐,应考虑是否有精索扭转,可行彩超检查。如高度怀疑睾丸扭转,应立即拆除缝线,手术复位并固定。

（冷静　曹炀）